酒好き肝臓専門医が教える

カラダにいい飲み方

栗原 毅 著
Takeshi Kurihara

はじめに

「適量のお酒は良薬」は、本当か？

あらかじめお断りしておきますが、これから紹介する話は事実です。私の創作ではありません。念のため。

話をしてくれたのは、私のクリニックに通う、患者のAさんです。Aさんのお父さんは92歳の長寿で、その年まで大きな病気もなく、とても健康な人でした。

お父さんの毎日の楽しみは、徳利1本の晩酌でした。几帳面な性格だったのでしょう、**きっちり1合の日本酒を常温のまま食前に飲んでいた**そうです。Aさんが成人になったころから、**1日も欠かさず、その習慣を続けていた**といいますから、晩酌は70年以上は続いたはずです。

ところが、ある日、「今日はお酒はやめておこう」といい出したのです。Aさんは驚きましたが、他に変わった様子もなかったので、「珍しいわね」といってお父さんのいうとおりにしました。

するとその翌朝、お父さんは布団の中で亡くなっていました。まったく苦しむことのない突然の大往生だったそうです。

これほど完璧な旅立ち方があるでしょうか。

私も最後はAさんのお父さんのように終わりたいと思いますし、同感する方も多いことでしょう。

1合のお酒がAさんのお父さんにとって「良薬」だったことは、間違いありません。

適量のお酒が、死亡率をはじめ多くの病気のリスクを下げることは、数々の権威ある研究が証明しています。

「まったくお酒を飲まない人より適量を飲む人のほうが健康を維持できる」

とはっきりといえるのです。

しかし、適量を超えると病気のリスクはバウンドして高く跳ね上がっていきます。「良薬」の域を出て飲み過ぎると、お酒は「毒」となります。これを「Jカーブ効果」と呼んでいます。

どれだけの量が「適量」なのか、どれだけ飲めば「毒」になるのかは、もちろん個人によって異なります。

しかし、ある程度の目安は提示されています。

みなさんが最も知りたい核心でしょう。重要な部分ですので、本文で詳しく解説します。

「肝臓に優しい飲み方」は存在する

「お酒の量」と並んで大切なのが「飲み方」です。

ご存じのように、摂取されたアルコールは肝臓で代謝されます。代謝の過程でアセトアルデヒドという有害な物質がつくられます。その有害物質が二日酔いを引き起こしたり、顔を赤くさせたりするのです。

また、**肝臓にダメージを与えるのも、アセトアルデヒド**です。肝機能が衰えると血液中のγ－GTPが増加します。γ－GTP自体はたんぱく質の代謝酵素ですが、肝細胞が壊れることで血液中に漏れ出します。ALT、ASTとともに、しっかりとケアしてください。

「健康診断の結果が届いたら真っ先にγ－GTPの値をチェックする」という人も多いはずです。

肝細胞は約3000億個もあります。少しくらいの重労働なら耐えることができます。しかし、重労働が10年も20年も続くと、我慢強い肝臓も音《ね》を上げます。そして、気がついたときには、もうお酒が飲めない状況になっているのです。

本書を読んでぜひ知ってほしいのは、「肝臓に優しい飲み方」です。「そんなものがあるのか？」と疑いたい気持ちもわかりますが、答えはＹＥＳです。**同じ量のお酒を飲むにしても、肝臓にまったく負担をかけない飲み方があります。**しかも、誰にでもできることです。ぜひ、それを身につけていただきたいと思います。

同じお酒の量でも、つまみ次第で大きな差が出る

つまみの選び方、食べ方も重要です。

肝臓は、小腸と太い血管でダイレクトにつながっています。吸収された栄養素は、肝臓に運ばれて代謝を受けます。つまり、アルコールと栄養素は同じ工場（肝臓）で

処理をされるわけです。

運ばれる栄養素の内容によっては、肝臓の負担を倍増させることになります。

特に居酒屋で最初に注文する「とりあえず」の一品が大切です。

「とりあえず、生ビールとポテサラね！」

よくある居酒屋のワンシーンですが、実はちょっと問題アリです。肝臓をいたわった選択とはいえません。

どこがいけないか？

こちらも、本文で詳しく解説します。

人生最後の日まで、お酒を楽しむために

医療の進歩によって平均寿命は、年々延びています。

しかし、介護を受けずに元気で過ごせる健康寿命との差は、じわじわと広がってい

ます。せっかく長生きをしても、介護生活では意味がありません。

人生最後の日まで、お酒を楽しむ。

これはすばらしい人生の目標といえます。生活習慣病も患わず、元気な肝臓とともに人生を全うできれば、これ以上、望むことはありません。

Aさんのお父さんを理想の姿として、健康的なお酒の飲み方を一緒に考えていきましょう。

序章 肝臓に優しく、お酒を楽しむための10カ条

第1章 居酒屋でカラダにいい飲み方、悪い飲み方

第2章 実証済み！「飲まない」より「適量飲む」がいい

第3章　パフォーマンスのいい肝臓をつくる食事と生活習慣

第4章 悪い飲み方を続けると、65歳でガタがくる

装幀◎河南祐介（FANTAGRAPH）
本文デザイン・図版作成◎二神さやか
編集協力◎牧野森太郎
DTP◎株式会社キャップス

序章

肝臓に優しく、お酒を楽しむための10カ条

肝臓に優しく、お酒を楽しむための10カ条

【第1条】居酒屋に行く前に何かを食べる
【第2条】ストロング缶と居酒屋のチューハイは厳禁
【第3条】ビールは、ジョッキよりも瓶
【第4条】「とりあえず」は、ポテサラよりトリカラ
【第5条】ビールでつまみを流し込んじゃダメ
【第6条】つまみは糖質ちょいオフ。ビタミンBをたっぷり摂る
【第7条】お酒と同量の水を飲む
【第8条】シメはラーメンではなく、味噌汁かお茶
【第9条】帰宅後の風呂とダメ押しの寝酒は我慢
【第10条】純アルコール量は、週単位で管理。休肝日不要

肝臓は、栄養素の代謝や体内に入り込んだ有毒物質の解毒、胆汁の生成など生命維持にかかわる重要な仕事を多く担っています。お酒に含まれるアルコールを分解するのは、解毒作業の一環です。

「飲み過ぎで体をこわす」とよくいいますが、それは単にアルコールが肝臓を傷めるわけではありません。むしろ、お酒が原因のアルコール性肝炎や肝臓がんは、きわめて少数派で、よっぽどガブ飲みしない限り心配ないのです。

では、なぜ飲み過ぎがよくないか？

それは、アルコールを急激に摂取することで肝臓の解毒仕事が増えて、他の作業が健全に行なわれなくなるからです。

私が考える「肝臓に優しく、お酒を楽しむための10カ条」は、アルコールの吸収を緩やかにし、肝臓に急激な負担を与えないことを念頭に置いています。

詳しい解説は本文に譲るとして、まずはダイジェスト的に見ていきましょう。

第1条

居酒屋に行く前に何かを食べる

居酒屋の席に着くなり、「まず、生ね！」とオーダー。お通しに箸をつけるより前に、グーッとビールをあおり、「う〜ん、うまい！　胃にしみるな〜！」。……コレ、とってもよくあるシーンですよね。実は、この「胃にしみるな〜！」がよくないのです。

空きっ腹にビールを流し込むと、炭酸が胃の動きを促して、ビールが一気に小腸に送られます。そこで、「待ってました」とばかりに小腸がアルコールを吸収。瞬く間に血中アルコール濃度が急上昇します。

ベストなのは、居酒屋に行く前にコンビニに寄って何かを食べておくことです。**胃や腸に食物が入っていると、アルコールの吸収がゆっくりになり、肝臓への急激な負担を避けることができます。**

それができないなら、少なくともビールをあおる前に、お通しをひと口食べるようにしてください。

第2条

ストロング缶と居酒屋のチューハイは厳禁

「安くて酔える！」と大ヒットしているのが、ストロング系缶チューハイです。アルコール度数9％の500ml缶が130円！　アルコール度数はビールの2倍、値段は半分以下となれば、売れて当然ですね。最近は12％というスーパーストロングな商品も発売になって、競争に拍車がかかっています。

いやはや、恐ろしいことです。

ストロング缶の原材料を見ると、「ウオッカ」となっています。実は、コレが曲者です。**極限までコストを削ってつくった超激安アルコール**。その答えが**「ウオッカ」**なのです。とても良質とはいえません。

しかも、ストロング缶には、さまざまな果汁フレーバーが添加されています。**果汁に含まれる果糖や甘みの原料であるコーンシロップは、肝臓を直撃する超悪玉糖質**です。アルコールと一緒に摂取することは厳禁です！

え？「糖質ゼロ」と書いてあるって？　よく見てください。「糖類ゼロ」です。肝臓に負担をかける糖質はたっぷりです。

激安アルコールと果糖の組み合わせは、居酒屋のチューハイも同じです。近づかないでください！

第3条 ビールは、ジョッキよりも瓶

生ビールを一気に飲む爽快感は、特別なものですよね。特に仕事帰りの生ビールは、リラックス効果バツグンです。「コレがなければ、仕事をする意味がない！」という人も多いことでしょう。

しかし、**大量のビールが空っぽの胃腸に流れ込むと、**アルコールがすばやく**吸収され、肝臓の負担が一気に増えてしまいます。**

そこでおすすめしたいのが、瓶ビールです。

小さなコップに注ぎながら飲めば、胃腸に入るビールは少量ずつで済みます。特に胃腸に食べ物があまり入っていない状態では、〝ゆっくり効果〟が大切です。瓶ビールを手酌でチビチビ。コレが肝臓を守る極意です。

家でビールを飲むときの離れ業も紹介しましょう。ノンアルコールのオールフリーでビールを割る！　これなら350ml分のアルコールで、違和感なく700ml楽しめます。最近のノンアルコールはおいしいですよ。試してみてください。

第4条

「とりあえず」は、ポテサラよりトリカラ

居酒屋で最初にオーダーする「とりあえず」。みなさんは、何を注文しますか？

定番のひとつが、ポテトサラダですね。「サラダ」といえば健康的なイメージがありますが、ジャガイモに含まれるでんぷんは糖質たっぷりです。空きっ腹にアルコールでポテトを流し込めば、無防備な肝臓に先制のワンツーパンチを浴びせているようなものです。**サラダを頼むなら、トマトかチキン**を選んでください。

「とりあえず」におすすめなのは、たんぱく質と食物繊維です。**枝豆、冷奴、卵焼き、野菜スティック、きんぴらゴボウ、焼き魚**などは優等生です。

油類も胃に留まって吸収を遅くすることが知られています。**鶏の唐揚げ**（ト

リカラ）、カルパッチョなど、たんぱく質＋脂質も積極的に摂ってください。

私の知り合いに、「とりあえず、おにぎりね」と、最初からご飯を必ず注文する人がいますが、これは言語道断です。どうしてもご飯や麺類が食べたかったら、最後に少量摂るのがセオリーです。

第5条 ビールでつまみを流し込んじゃダメ

私が常々、提唱している健康法は**「よく噛む」**ことです。よく噛むことによってだ液がたくさん出て、口の中を清潔に保つことができます。また、ゆっくりと食べることにつながり、血糖値の急上昇、肝臓への負担を抑えます。もちろん、アルコールの吸収も遅くできます。

せっかく、たんぱく質や食物繊維の優良つまみをオーダーしても、よく噛まずにビールで流し込むような食べ方では効果半減です。**「食べる」**と**「飲む」**

をしっかりと分けることを心がけてください。

そのためには、**一度、食べ物を口に入れたら、箸とビールを置くことです。**

そして、30回を目標によく噛んでください。落ち着いて飲み仲間との会話を楽しむ、大人飲みが一番です。

第6条

つまみは糖質ちょいオフ。ビタミンBをたっぷり摂る

糖質とアルコールは、肝臓で処理されます。つまり、糖質のつまみを食べるとアルコールを2倍飲んだのと同じ勘定になってしまいます。ご飯、麺類、パン、イモ類は、なるべく少なめにしましょう。

また、アルコールを分解する酵素が働く過程で、ビタミンB類が大量に消費されることがわかっています。**消費されたビタミンBをしっかりと補わなければ、アルコール分解に支障をきたします。**

ビタミンB1、B2を多く含むのが**豚肉**です。

肝臓を健康にするたんぱく質、吸収を遅くする脂質も含んでいます。「太る」などといって、豚肉を敬遠する人がいますが、実はお酒を飲む人にとっては強い味方なのです。

豚肉の他には、**モロヘイヤ、サバ、カレイ、丸干しイワシ、チーズ、玄米**などにビタミンBが含まれています。覚えておきましょう。

第7条 お酒と同量の水を飲む

アルコールには利尿作用があるため、水分が失われます。お酒を飲んだ夜に喉や口が渇くのは、脱水症状を起こしている証拠です。脱水状態は肝機能を低下させます。**渇きを感じたら、すみやかに水分を補給してください。**

お酒を飲むときには、必ず水を飲むといいでしょう。わかりやすい目安は、お酒と同量です。「日本酒1合を注文したら、水を180ml飲む」という具合です。

ウイスキーなどの強い蒸留酒は、ロックやストレートで飲みたい。そう思っているダンディな人も多いことでしょう。確かに高級なウイスキーを水や炭酸で割るのは無粋ですよね。

水割りにする必要はないので、チェイサーを手元に置くのがおすすめです。チェイサーとは「お酒を追って飲む水」という意味です。渋くチェイサーを傾けるのが、大人の飲み方の極意です。

第8条 シメはラーメンではなく、味噌汁かお茶

はしご酒の後にどうしても食べたくなるのが、ラーメンですね。アルコールの影響で失われた水分と塩分を取り戻すために汁物が欲しくなるのです。

しかし、よく考えてください。ラーメンは、糖質（麺）、塩分、早食いと、お酒と一緒に摂りたくない三大悪玉がそろっています。まさに禁断の食べ物です。

たっぷりとお酒を飲んだ後にラーメンを食べれば、肝臓は徹夜作業に追い込まれます。本来は休んでいるはずの睡眠時にも過酷な仕事を押しつけられる。肝臓にとって、とても酷な話ではありませんか？

シメにおすすめなのが味噌汁です。それも、シジミやアサリの味噌汁がベストです。貝類に含まれるタウリンが、疲れた肝臓を優しくいたわってくれます。カテキンやビタミンB２を含む日本茶もいいでしょう。宴席の最後に、苦めの日本茶を味わえば、健康的なシメとなります。

第9条

帰宅後の風呂とダメ押しの寝酒は我慢

アルコールを飲むと血管が拡張して血圧が下がります。これがリラックス効果につながると考えられています。

多少のお酒なら問題ありませんが、「ちょっと、飲み過ぎたかな」と感じたときは、お風呂は控えたほうがいいでしょう。湯船に浸かると、さらに血圧が下がり、思わぬ事故につながりかねません。逆にお湯が熱すぎると、急激に血圧が上がるヒートショックを起こします。

飲んだ夜は、シャワーにしておくのが無難です。

また、飲んで帰ってきたのに、ダメ押しで寝酒を飲む人がいます。よく眠れるような気がしますが、睡眠の質は逆に低下します。何より、肝臓の負担が大きくなります。

脱水症状を起こさないように、水かお茶をゆっくりと飲んで、おとなしくベッドに入りましょう。

第10条 純アルコール量は、週単位で管理。休肝日不要

「週に1回は休肝日」という医者もいますが、休肝日の翌日にガブ飲みしたのではまったく意味がありません。

摂取した純アルコール量は、1週間単位で管理するのが合理的と考えられています。**純アルコール量の計算の仕方は、第1章で解説しますので参考にしてください。**

厚生労働省は、最も健康的な飲み方は「1日の純アルコール量20グラム」と発表しています。**20グラムずつアルコールを摂取する人は、まったく飲まない人より死亡率が低い**、という信頼できるデータもあります。

私は40グラムまでが許容範囲と考えています。つまり、1日20〜40グラム（週に140〜280グラム）に抑えれば、休肝日は不要です。

第1章

居酒屋でカラダにいい飲み方、悪い飲み方

酒好きに朗報！飲まないより、適量飲むほうが長生きする——「Jカーブ効果」

これから健康的なお酒の飲み方について、さまざまな角度から考えていきます。まずは、元気の出る話から紹介しましょう。

かつては、お酒といえば健康を害する元凶と考えられていました。「お酒と煙草」といえば、二大悪玉でした。「酒と煙草は控えてください」というセリフは、医者の常套句《じょうとうく》でしたね。

しかし、今や両者の評価には、大きな違いが生じています。

「煙草は百害あって一利なし」「煙草は生活習慣病を招く」「間接喫煙防止」「路上喫煙禁止条例」の施行など、煙草の悪玉ぶりは大きく報じられ、愛煙家の肩身は狭くなる一方です。かくいう私も煙草は無条件にやめるべきだと考えています。

実証！ 飲まないより適量に飲むほうがいい

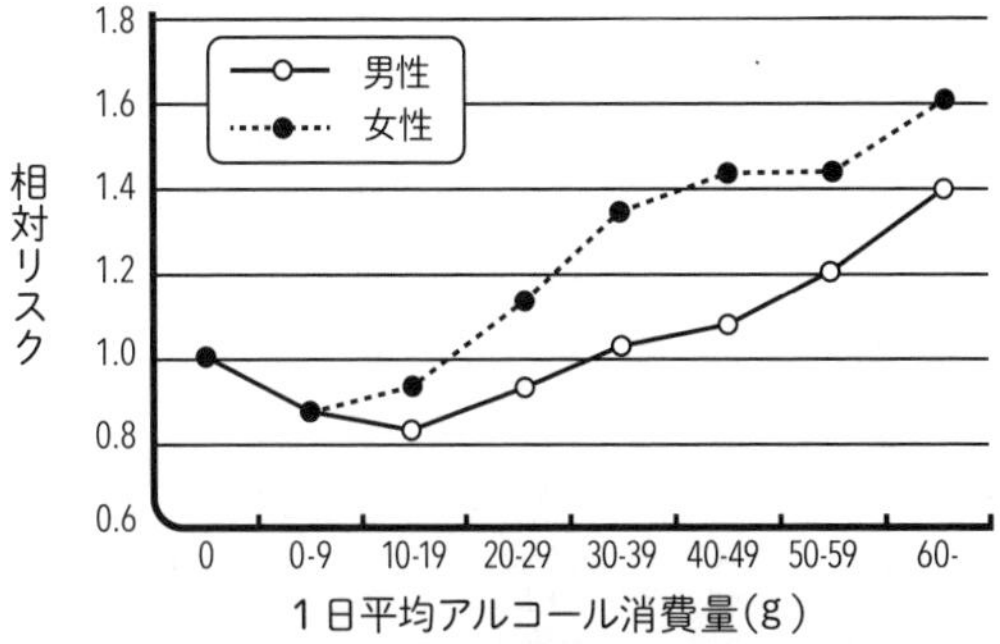

Jカーブ効果：お酒を飲まない人を0とした健康の相対リスクを表している。男女とも純アルコール量20グラム未満の人は、まったく飲まない人よりリスクが低い。

出典：厚生労働省eヘルスネット

かたや、お酒は正反対の道を歩みました。「適量のお酒は健康にいい」と認められてきたのです。

そのきっかけになったのが、１９９３年に米国保健科学協議会（ＡＣＳＨ）が発表した研究でした。複数の権威ある論文を総合的に解析した研究で、１日に飲むお酒の量と死亡率の相関関係を示していました。

その結果は衝撃的でした。**アルコールをまったく飲まない人に比べて適量の飲酒を習慣にする人は死亡率が下がり、一方で飲み過ぎの人は死亡率が上昇する**ことが明らかになったのです。

そのグラフの形状から「Jカーブ」あるいは「Jカーブ効果」と呼ばれています。

日本でも特定の集団を対象とした大規模な追跡調査「コホート研究」が行なわれています。40〜79歳の男女約11万人を9〜11年間にわたって調査したコホート研究では、総死亡者数、がん、心血管疾患のすべてにおいて、**純アルコール量23グラムを摂る人のリスクが最も低い**ことがわかりました。ACSHの研究と同様、きれいなJカーブを描いているのが印象的です。

以上から、「適量のお酒は百薬の長」と結論を出したくなりますが、もちろん**個人差はあります**。

特に高血圧、糖尿病、高中性脂肪血症などのリスクがあれば、少量のアルコールでもマイナス因子となる場合もあります。逆に血液状態が理想的であれば、「適量」の範囲を広げることが可能になります。

次に、血液の状態や肝臓の健康にも配慮しながら、総合的にベストなお酒の飲み方について考えていきましょう。

生ビールの一気飲みは、もはや肝臓へのパワハラです

摂取したアルコールは体内で分解・解毒され、最終的には二酸化炭素、水、熱になって体外に放出されます。

分解・解毒作業のほとんどを担っているのが肝臓です。**一気に大量のアルコールを吸収すると、肝臓の仕事が膨大になります。**

たとえば、上司から急な仕事を与えられたとします。それが大きなプロジェクトで、しかも難しい案件だったらどうでしょう？　対応するのに時間がかかりますね。しかも、ようやくその仕事に取りかかったばかりだというのに、次から次に新しい仕事が回ってきたら、たまったものではありません。「できれば、少しずつ簡単な仕事から回してくれ」といいたくなりますよね。

一気に吸収されるアルコールは、上司から突然、与えられた大きなプロジェクトと同じです。そこに次々と**追い討ちをかけるようにアルコールが入ってきたら、肝臓はあっぷあっぷ状態**になってしまいます。パフォーマンスの悪い肝臓だったら、すぐにお手上げになるでしょう。

飲んだアルコールの5～20%は胃で吸収され、残りの80%以上は小腸から吸収されます。小腸にはひだ状の内壁があり、広げるとテニスコート一面ほどの広さになります。その内壁には腸絨毛という突起が数千万も突き出していて、文字どおり巨大な絨毯のような構造をしています。

この突起から盛んに栄養素を吸い上げるわけですから、小腸の吸収力は大変なものといえます。

では、500mlの生ビールを一気に飲んだ場面を想像してみましょう。

ビールは食道を通って胃に入ります。もし、これが水だったら、胃の中でしばらく留まり、ゆっくりと腸に流れていきます。

しかし、ビールに含まれる炭酸は胃を強く刺激します。刺激された胃は蠕動《ぜんどう》運動を始めて、内容物をどんどん小腸に送ります。水はたくさん飲めないけど、ビールなら飲めるというのは、炭酸に促された胃の蠕動運動によるのです。

腸に送られたビール（アルコール）は、数千万本の飢えた腸絨毛によって瞬く間に吸収されます。そして、腸のまわりを取り巻く毛細血管を通じて太い肝門脈に集められ、肝臓へとすばやく直行するのです。

５００mlの生ビールは20グラムの純アルコールを含んでいます。それが一気に肝臓に運ばれれば、肝臓はいきなりのフル稼働、机の上に山積みの仕事となります。自分の肝臓です。もう少し優しくしてあげたいものです。

飲み会に行く前に、食べておいたほうがいいもの

肝臓のパフォーマンスを上げる準備

一気にアルコールを吸収しないためにはどうしたらいいでしょうか。実はとても簡単な方法があります。それは、胃と腸にあらかじめ食物を入れておくのです。胃と腸に食物があることで、アルコールの吸収が遅くなるのです。

では、アルコールの吸収を遅くするためには、何を食べておくのが一番いいでしょうか。**消化が悪く、ぐずぐずといつまでも胃や腸に留まるものが最適**ですね。

そのトップ3がたんぱく質、食物繊維、油脂類です。

たんぱく質のなかでも、**乳製品**はアルコールの分解を助ける善玉物質が含まれてい

ます。飲み会があるときは、会社を出る前にコンビニに寄って**ヨーグルト飲料**か**牛乳**を飲むと、肝臓のパフォーマンスが上がるというわけです。デスクの引き出しに小分けした**チーズ**を常備しておくのも賢い方法です。

また、コンビニのレジ脇にある**鶏の唐揚げ**も、たんぱく質と油脂ですから優秀です。トリカラを軽くつまんで空腹を解消してから居酒屋に行きましょう。

「とりあえず」のおすすめメニュー

居酒屋で最初にオーダーする「とりあえず」も、食物繊維やたんぱく質の多い食品が優良です。**キャベツ**、**セロリ**、**ゴボウ**、**レタス**、**アスパラガス**、**タマネギ**、**白菜**などの野菜は超優良です。そのほか、**キノコ類**、**豆類**、**海藻類**、**こんにゃく**などにも食物繊維が多く含まれています。

具体的には、**野菜スティック**や**サラダ**、**枝豆**、**えのきバター**、**冷奴**、**お新香**などが最初のオーダーに最適といえます。お通しに食物繊維を含む食材が出たら、さっさと食べてしまいましょう。

最近の研究で、**キャベツに含まれるビタミンUがアルコール分解酵素に関与している**ことがわかりました。串キャベツをバリバリ食べてください。

油脂類は、肝臓を守る強い味方

油脂類も消化・吸収を遅くする代表選手です。**バターを50グラム**食べると、12時間も胃の中に滞留するそうです。これは強力ですね。しかも、アルコールで傷みやすい胃壁を胃酸から守る働きも期待できます。

太るからといって油脂類を敬遠する人がいますが、積極的に摂るほうがいいのです。揚げ物や炒め物、オリーブオイルを使ったカルパッチョやアヒージョなどがおすすめです。

ビタミンB[1]にもアルコール分解酵素を助ける効果があります。ビタミンB[1]が多い豚肉、キャベツ、油脂とくればトンカツですね。**たくさん飲む日は、最初のオーダーからトンカツを食べておけば万全**です。

なお、吸収を遅らせる健康法は、食後血糖値の急上昇を防ぐ方法にも応用できます。ぺこぺこの空きっ腹に白いご飯が入ると、待ってましたとばかりに腸繊毛が糖質を急速吸収します。吸収された糖質は肝臓に運ばれて、エネルギー源として血液中に流れ出ます。これが糖代謝の仕組みです。アルコールの分解と、とてもよく似ていますね。**血糖値を上げない秘訣も、同じく食物繊維ファースト**です。

肝臓に優しいビールの飲み方

瓶ビールで、アルコール吸収を遅らせる

最初の1杯といえば、やっぱりビールですね。胃に食物繊維が入っていたとしても、一気に大量のビールを流し込めば、アルコールの吸収は早くなります。少しでもビールの流入を遅くしたいものです。

手っ取り早いのは、**生ビールをやめて瓶ビールにする**ことです。小さなビールグラスで少量ずつ飲めば、清涼感はやや劣るものの、ひと口で飲む量は格段に少なくなります。ジョッキを持って勢いよく飲めば、250mlほど飲んでしまうのが、コップのビールなら100mlくらいで済みます。これは、肝臓にとってとても優しいことです。

そして、**手酌で飲むのがコツ**です。手酌なら自分のペースを守ることができます。仲間うちの飲み会なら、早々に手酌宣言してください。

家でビールを飲むときの秘策

家で晩酌をするときは、**なるべく小さめのコップを使う**ようにしましょう。缶から直接飲んだり、大きなグラスに注ぐと、どうしてもひと口の量が多くなります。小さなグラスで少量ずつ味わうと、ビールの味もよくわかります。

もうひとつ、家で飲むときの奥の手を紹介しましょう。

みなさんは、ノンアルコールビールを飲んだことがありますか。最近の商品は優秀で、本物のビールと遜色《そんしょく》のない苦味と爽快感を楽しめます。

この**ノンアルコールビールと本物のビールをハーフ&ハーフにする**のです。700ml楽しめて、摂取するアルコールは350ml分だけです。味もなかなかのものです。

ぜひ、試してみてください。

エールや黒ビールをゆっくり楽しむ

私たちが通常、飲んでいるビールのほとんどはピルスナーと呼ばれるタイプです。淡い黄金色で、すっきりとしたホップの苦味が効いた喉ごしのいいビールです。実はピルスナーの登場は、ビールの歴史の中では比較的最近の出来事といえます。

古代エジプトで生まれたビールは、15〜16世紀にドイツで近代的な製法が確立されて一般的になりました。下面発酵酵母を使い、低温で長く発酵させたラガービールが生まれたのもこの時代です。当時のビールは色が濃く、濃厚な味でした。

ところが、1838年、ピルセン（現在のチェコ）で、偶然にも色の薄いすっきりとしたビールが出来上がりました。これがドイツに伝わってアレンジされ、冷やして飲むとおいしいピルスナービールが誕生したのです。ピルスナーはすぐに世界中で愛飲される、大ヒット商品となりました。

一方、イギリスでは、ドイツとは別のビール文化を育んでいました。醸造過程でホップ以外にもいろいろなハーブを使う、味わい深いビールが主流だったのです。

これが**「エール」**と呼ばれるタイプです。

エールは喉ごしよりも味わいを重視するため、あまり冷やさずに飲むのが基本です。アイルランドで親しまれている**黒ビール、スタウトもエールの一種**です。ダブリンのパブでは、男たちが室温の苦いビールを舐めるように味わっています。

最近は、日本でもクラフトビールが人気です。（決して色は薄くないが、スタウトに比べると薄い）**ペールエール**、インドで生まれた**IPA（インディアン・ペールエール）**、ベルギーの**ベルジャンホワイト**、柔らかな味の**ヴァアイツエン**など、個性的なビールが気軽に楽しめるようになりました。

キンキンに冷えた生ビール（ピルスナー）の清涼感は、確かに魅力ですが、エールやそのほかのクラフトビールにもぜひ注目してください。そして、**個性的なビールを**

飲むときには、一気にあおるのではなく、じっくりと時間をかけて飲んでください。

肝臓への負担も軽減できます。

自分の好みの銘柄があると、いざというときにカッコいい大人を演出できるかもしれませんね。

どんなお酒でも、含まれるアルコールは同じ——純アルコール度の計算式を覚える

お酒の種類で、肝臓の負担は変わらない

よくある質問に、

「焼酎はウイスキーよりいいのか」

「ちゃんぽんはいけないのか」

「ワインは悪酔いするような気がする……」

といったものがあります。

確かに、お酒の種類によって肝臓への負担が変わるように感じますが、実際は含まれているアルコールはすべて同じです。ちゃんぽんも医学的に悪いというデータはあ

りません。

違いがあるのは、純アルコール量と不純物です。

まずは、純アルコール量について解説しましょう。

お酒に含まれているのは、エタノールというアルコールです。

純アルコール量は簡単な計算式で求めることができます。**この計算式は、飲酒量を管理する際にとても重要です**ので、ぜひ覚えてください。

純アルコール量（g）＝アルコール度数（％）÷１００×量（ml）×０・８

０・８はアルコールの比重です。

この公式を使って計算をしてみましょう。

たとえば、アルコール度数５％のビールを５００ml飲んだとすると、次のような計算になります。

純アルコール量の計算の仕方

アルコール度数(%)÷100×量(ml)×0.8
＝純アルコール量(g)

《例：缶ビール+ワイン グラス2杯を飲んだ場合》

①缶ビール　350ml
⇒5（%）÷100×350(ml)×0.8=14(g)
②ワイン グラス1杯　120ml
⇒12(%)÷100×120(ml)×0.8=11.5(g)
①+②缶ビール+ワイン グラス2杯
⇒14+11.5+11.5=37(g)

5÷100×500×0・8＝20

これは500mlのビールは20グラムの純アルコールを含むことを表しています。

では、晩酌にビール350ccとワイン2杯を飲んだらどうなるでしょう。計算式に当てはめてみると……、37グラムとなりました。

1日に摂る純アルコール量の理想値20グラムはオーバーしましたが、許容値の40グラムはクリアしました。

醸造酒と蒸留酒、肝臓に優しいのはどっち？

醸造酒と蒸留酒の違い

お酒には醸造酒と蒸留酒があります。

醸造酒は、穀物などを原料とし、酵母を使ってアルコール発酵させたお酒です。米を原料とした日本酒、ブドウを原料としたワイン、麦類を原料としたビールなどがその代表です。原料が持つさまざまな成分を含む一方、アルコール度数を20度以上にできないという特徴があります。

蒸留酒は醸造酒から造ります。アルコールの沸点が水よりも低いため、醸造酒を熱するとアルコールが先に気化します。その蒸気を集めて冷やしたものが蒸留酒です。

蒸留を繰り返すことでアルコール度数を上げることができ、96%まで高めることが可能です。

日本酒を蒸留したものが焼酎、ワインを蒸留したものがブランデー、ビールを蒸留したものがウイスキーです。

「糖質オフ」より「糖質ゼロ」

醸造酒には原料由来の健康にいい成分が多く溶け込んでいます。

ワインに含まれるポリフェノールが、強い抗酸化作用を持つことはよく知られています。また、日本酒に多いアミノ酸も優れた栄養成分です。

一方で、雑味が多いために二日酔いになりやすいというマイナス点があります。

「日本酒やワインを飲み過ぎると悪酔いする」といわれるのはそのためです。

また、**醸造酒は糖質も含みます。**

お酒に含まれる糖質とカロリー

		糖質（g）	カロリー（kcal）
醸造酒	日本酒（1合）	6.5-8.8	200
	赤ワイン（3杯）	5	300
	ビール（500cc）	15	200
蒸留酒	焼酎25度（50cc）	0	100
	ウイスキー（50cc）	0	120
	ジン	0	130

蒸留酒は糖質ゼロなので、肝臓への負担を軽減できる。

この後に解説しますが、**アルコールと並んで肝臓に負担をかけるのは糖質です。**なかでもビールの糖質は多めです。気になる人は「糖質ゼロ」という商品を選ぶといいでしょう。

ちなみにビールの「糖質ゼロ」は100ccあたり糖質が0・5グラム以下、「糖質オフ」は同じく2・5グラム以下という基準があります。一般的なビールが同じく3・1グラム程度なので、「糖質オフ」はたいして恩恵がありません。どうせ選ぶなら、「糖質ゼロ」がいいでしょう。

カラダにいい焼酎、悪い焼酎

焼酎の基礎知識

日本が誇る蒸留酒といえば焼酎ですね。すっきりとした味わいが人気で、みなさんも飲む機会が多いと思います。

焼酎は、製法の違いから二種類に分類されます。

乙類に分類される焼酎は、米、芋、大麦などの原料を麹とともに仕込み、酵母を使って発酵させます。さらに二次発酵させ、伝統的な単式蒸留機を使って蒸留して製品とします。原料の香りや深い味わいに、造り手のこだわりが生きるお酒です。また、一度しか蒸留できないため大量生産ができないのも特徴です。値段も自ずと高くなり

焼酎は２種類！　製造方法が違う

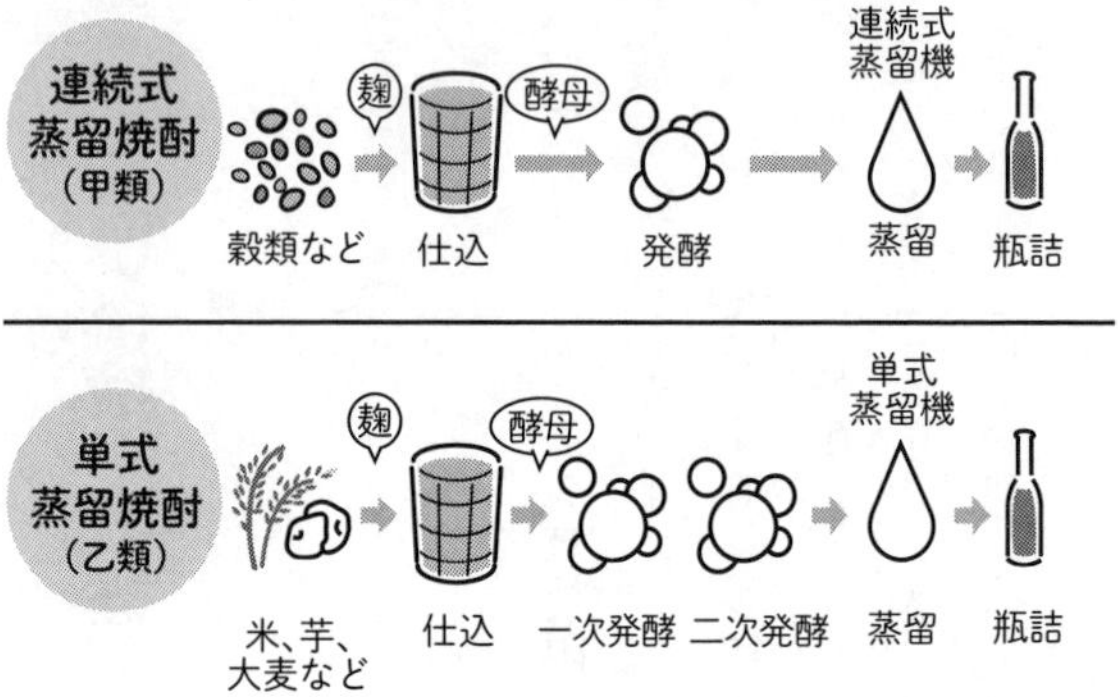

肝臓に優しいのは、「乙類」。

参考：nomoo NEWS

ます。

かたや、**甲類**は連続式蒸留法によって大量生産されるお酒です。

原料は特定されていませんので、いろいろな穀物、いわゆる雑穀を集めて造ります。連続式蒸留機によって純度の高いアルコールが生成され、それを水で薄めて製品にします。純度が高いために無味無臭になるという特徴もあります。

ストロング缶チューハイの正体

最近、ストロング缶チューハイが人気で

すね。9%、12%という高いアルコール度数を売り物にし、500mlで130円という驚きの激安価格で販売されています。**原材料名は「ウオッカ」**となっていますが、**連続式蒸留機によって造られた安酒**であることは間違いありません。

このウオッカに果汁、糖類、炭酸、酸味料、香料を加えたのがストロング缶チューハイの正体です。

レモン果汁、グレープフルーツ果汁と聞くと健康によさそうですが、これが曲者です。**糖質のなかでも果実に多く含まれる果糖は、最も吸収が早く、肝臓に負担をかける超悪玉**なのです。

肝臓の負担も〝ストロング〟

私のクリニックに通う患者さんに、銀座のスナックのママがいます。以前は店が暇なときはひとりでワインを飲んでいたそうですが、最近、口当たりの良さとコスパを重視してストロング缶チューハイに替えたそうです。

ところが、お酒を替えた途端に気分が悪くなって、転倒することが5回も続いたというのです。先日、現れたときには、おでこに大きなコブをつくっていました。

本人曰く、「缶を開けたら最後まで飲まないともったいないと思って、つい飲み過ぎてしまう」。

12％のお酒を500ml飲むと純アルコール量は48グラムになります。すごい量ですね。私が設定した許容量40グラムをすでに超えています。しかも、**果糖がたっぷり！**

これでは昏倒するのも当然なのです。

その話を知人にすると、同じような体験をしたという人が何人もいました。

その夜の悪酔いだけでなく、肝臓へのダメージの蓄積もストロングです。

居酒屋の「生グレープサワー」にもご用心

格安の甲類焼酎は、居酒屋のチューハイにも使われています。アルコール度数は低いでしょうが、何杯もおかわりをすれば、結局、同じことです。

そこに果汁という名の果糖やシロップを添加し、炭酸で喉ごしをよくすれば、**肝臓に与える衝撃は毒薬並み**です。

「生グレープフルーツサワーならいいだろう」と考える人もいますが、残念ながらそうはいきません。

グレープフルーツ1個には、約18グラムの糖質が含まれています。グレープフルーツ2分の1個を搾って入れたとすると、糖質9グラムということになります。これは砂糖大さじ1杯と、ほぼ同量です。しかも、**砂糖よりも悪質な果糖**ですから、肝臓は悲鳴をあげてしまいます。

ストロング缶チューハイと居酒屋のチューハイには手を出さないことが賢明です。

肝臓のために、お酒と同量の水を補給してあげる

脱水症状は、肝臓のパフォーマンスを下げる

気持ちよく飲んでいると、頻繁にトイレに行きたくなりますね。これは、単純に水分をたくさん摂っているからだけではありません。

アルコールが体内に入ると尿を我慢する作用がある抗利尿ホルモンが抑えられ、尿意を感じやすくなるのです。つまり、**アルコールには利尿作用があります。**

抗利尿ホルモンは、体内の水分を調整する役割を担っています。必要以上に尿が出てしまうと、体が脱水症状を起こしてしまいます。

お酒を飲んだ後に、喉の渇きを感じることがよくありますね。これは脱水症状を起こしている証拠です。また、こってりとしたラーメンが食べたくなるのは、尿と一緒に塩分が排出されるからです。

脱水症状を起こすと、肝臓のパフォーマンスが低下し、アルコール分解が滞ることになります。

二日酔いはアルコールの分解が完結していないために起こる現象です。脱水症状は二日酔いの間接的な原因といえます。

ビールを飲んでいても、体の水分は失われる

お酒を飲むときは、必ず水を一緒に摂ることをおすすめします。

「ビールを飲むのに、水？」と不思議に思うかもしれませんが、ビールを飲んでいても体の水分は、どんどん失われているのです。

目安としては、飲んでいるお酒と同量の水がいいでしょう。**「1合の日本酒には180mlの水、焼酎は2倍の水割り」**という具合です。

そう考えると、ウイスキーを飲むときのチェイサーは、とても理にかなった習慣といえますね。

ロックやストレートで飲むと味がよくわかるし、何よりもカッコいいですよね。

しかし、肝臓のことを考えると、チェイサーは必須です。カッコよくチェイサーを傾ける大人になってください。

尿の色と量で、肝臓の疲れ具合がわかる

脱水症状かどうかを判断する方法

お酒を飲む際に水分を十分に摂らないと、脱水症状を起こし二日酔いになりやすいという話をしました。もちろん、肝臓のダメージにもつながります。

では、脱水症状を起こしているか、どのように判断したらいいでしょうか。

わかりやすいのは、トイレです。お酒を飲んでいると、トイレが近くなりますよね。**尿の量も普段より多くなります。**体内の水分がどんどん排出されている段階です。

さらに飲み進めると、**だんだん尿の色が濃くなってきます。**これが脱水症状が始まったサインです。

そして、**最後には尿の量が減っていきます。**こうなると、明らかに体の水分が足りなくなっていきます。

目が覚めて、水を飲む前の注意点

脱水症状のままベッドに入ると、喉が渇いて目が覚めます。口の中もネバネバして、気持ちが悪い状態になっているはずです。

このときに、すぐにゴクゴクと水を飲むのはよくありません。

渇いた口のなかには、細菌が大量に繁殖しているのです。その細菌数は肛門より多いといわれています。

口が渇いた状態で水を飲むと、汚い細菌がすべて胃に入ってしまいます。そのほとんどは胃液で死滅すると考えられていますが、一部は大腸まで生きたまま達することがわかってきました。

大腸に口腔内細菌が届くと、腸内環境が乱れて他の臓器に炎症を引き起こす可能性があることがわかってきました。また、お通じの具合が悪くなります。たかが便秘と軽く考えがちですが、**大腸の働きが鈍ると肝臓に悪い影響を与える**のです。

水を飲む前に、一度口をすすぐだけで口の中はきれいになります。ぜひ、実践してください。

顔が赤くなってきたら、有毒物質が溜まってきたサイン

顔が赤くなるメカニズム

お酒を飲んで顔が赤くなる人とならない人がいます。そうかと思うと、普段は赤くならないのに、時々赤くなる人がいます。

この違いについて考えてみましょう。

アルコール（エタノール）は、肝臓において2段階の分解を受けます。最初の段階で、アルコール脱水素酵素（ＡＤＨ）によってアルコールはアセトアルデヒドに変化します。そして、第2段階では、アセトアルデヒドが2型アルデヒド脱水素酵素（ＡＬＤＨ）によって酢酸に変わります。

問題なのは、中間物質であるアセトアルデヒドです。アセトアルデヒドこそが有害物質です。吐き気がする、頭が痛い、動悸《どうき》がするなど、すべての悪い症状はアセトアルデヒドの仕業なのです。

アルコール分解の2つの関門をスムーズに通過して、アセトアルデヒドをすばやく無毒の酢酸に変えられる人がお酒の強い人、ということになります。

水をたっぷりと飲んで、間をおこう

顔が赤くなるのは、アセトアルデヒドの作用で顔などの毛細血管が拡張するために起こる現象です。また、アセトアルデヒドが交感神経を刺激するために、動悸や発汗という症状が起こります。

これらの症状を総合して「フラッシャー」と呼んでいます。

フラッシャーを自覚したら、肝臓に有害な物質が溜まってきたと用心するのがいいでしょう。

少しお酒を飲むのをやめて水をたくさん摂るなど、適切な処置をすることをおすすめします。無視して飲み続けると、悪酔いする可能性が高くなります。

なお、すぐにフラッシャーになる人は、遺伝的に2型アルデヒド脱水素酵素が少なく、アセトアルデヒドが溜まりやすいのです。無理をして飲まないようにしてください。

肝臓に優しい、お酒を「飲む順番」

吸収するスピードは、アルコール度数に比例する――最初は度数の弱いお酒から

お酒を飲む順番について考えてみましょう。

お酒に含まれるアルコールは、お酒の種類に関係なく同じです。しかし、吸収するスピードには違いがあります。

お酒は「度数が強いほど、すばやく吸収される」という性質があります。したがって、アルコール度40~43度のウイスキーは、5度のビールよりも吸収が早いことになります。

繰り返し解説しているように、**アルコールの吸収が早いと肝臓にかかる負担が大きくなります**。

飲み始めのときは、まだ胃に食べ物があまり入っていません。**最初からウイスキーを飲むのは肝臓によくない**といえます。

ただし、水で割れば別です。ウイスキーを10倍に薄めた水割りなら、ビールと同じ程度のアルコール度数になるからです。しかし、せっかくのいいウイスキーを10倍に薄めるのは、いただけませんね。

では、最近、居酒屋で流行っている**ハイボール**はどうでしょうか。

本格的なバーで提供されるハイボールは、通常7～9％といわれています。ジョッキで出てくる居酒屋のハイボールは、ビールと同じ5％くらいには薄まっているでしょう。したがって、「ビールとハイボールはいい勝負」ということになります。

炭酸、温度の高いお酒は、吸収が早い

炭酸もアルコールの吸収を早めることがわかっています。胃や腸の動きが活発になり、吸収力が高まるからです。また、喉ごしのよさが増すため、一度に流し込む量が多くなるのもその要因といえます。確かに水割りよりもハイボールのほうが飲みやすく感じますね。

ワインはアルコール度数も比較的低く、最初から飲むのに適していますが、炭酸を含む**スパークリングは乾杯程度にしておく**ほうが賢明かもしれません。

また、**温度が高いアルコールは吸収が早くなります**。

日本酒でいえば、熱燗→ぬる燗→常温→冷酒の順に早いというわけです。

冬の寒い日に熱燗を飲むと、体がぽっと温かくなり、顔がすぐに赤らみますね。あれはアルコールがすばやく吸収されてフラッシャーが起こった状態と考えられます。

最初から熱燗を飲むのではなく、**瓶ビールで軽く乾杯をしてから日本酒に移るのがおすすめ**です。

このように、度数の弱いお酒からゆっくりとスタートしてから、好きなお酒を選びましょう。焼酎、日本酒、ワイン、ハイボールなど、料理に合わせて味わいたいものです。

すでに酔いも回り、つまみも食べているので、大量のアルコールを短時間に摂取することもないはずです。ただし、お酒の種類に関係なく、水の補給は忘れないでくださいね。

強いお酒は1、2杯と決めておく

飲むほどに強いお酒が欲しくなるという人も多いようです。居酒屋で飲んだ後にバーで飲み直し、という話もよく聞きます。

このときの注意は、ズバリ、飲み過ぎです。すでに、ある程度飲んでいるとアルコールの強さを感じなくなっています。おいしいウイスキーなどが出てくると、余計に杯を重ねてしまうものです。1、2杯だけ、と決めておくといいでしょう。

最後にもうひとつ注意点を挙げておきます。

居酒屋に入ると、よく**飲み放題コース**をすすめられます。金額も安く、お得な感じがしてついつい頼んでしまいがちです。

しかし、飲み放題は飲み過ぎの原因です。しかも、**質の悪いアルコールを摂るきっかけ**にもなります。

きちんとした銘柄のお酒は、質もよく肝臓への負担も少ないといえます。1杯ずつ、ゆっくりと味わうようにしましょう。

肝臓に優しい、「つまみの順番」

飲む前に胃に入れておきたいとっておきの食材

つまみに関しても、飲み始めから順を追って考えます。

すでに解説したように、飲み始める前に胃に何かを入れておくのがベストです。おすすめはヨーグルト、チーズ、牛乳などの乳製品とお話ししました。

ここでもうひとつ、とっておきの食材を紹介しましょう。

高カカオ・チョコレートです。

チョコレートの原料となるカカオにはすばらしい**ポリフェノール**が含まれています。

ポリフェノール含量ダントツの「高カカオ・チョコ」

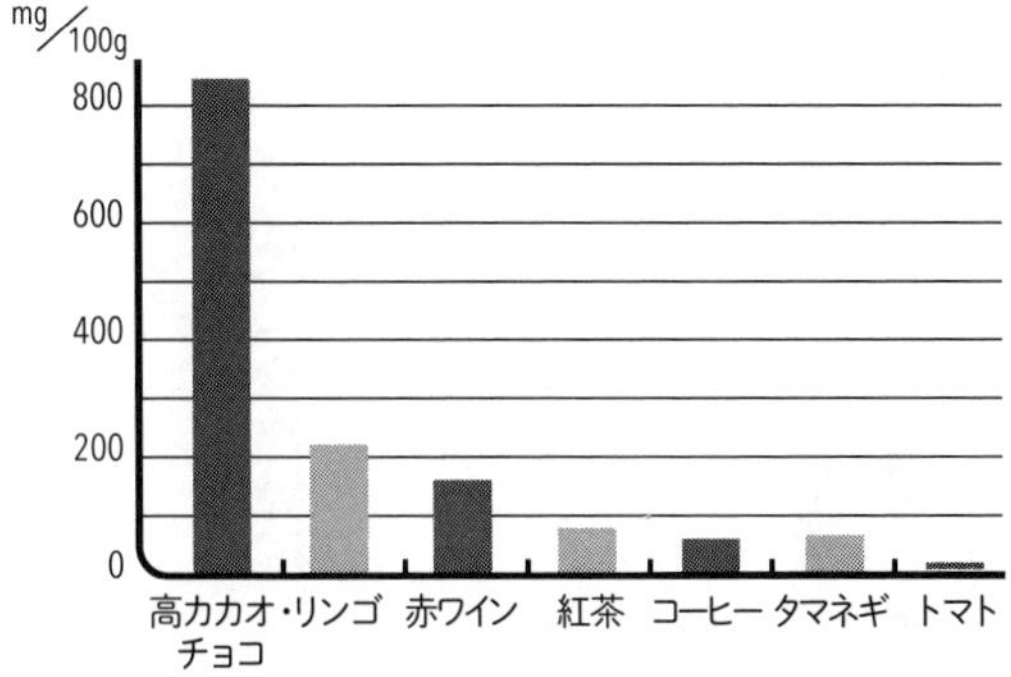

優良食材に含まれるポリフェノール量

参考:『つまり結局、何を食べればイイですか？』栗原毅（アントレックス）

その量は、**赤ワインの4倍以上**。

「カカオにポリフェノール？」と疑問に思う人もいるかもしれませんが、加工する前のカカオ豆はきれいな紫色をしています。

カカオ・ポリフェノールは、抗酸化作用が強く、血流、血圧、肝機能など、気になる生活習慣病を丸ごと解消してくれます。

しかも、食物繊維も豊富です。

お酒を飲む前に食べるには最適といえます。5グラムずつ包まれているチョコを机の引き出しに入れておけば、飲み会の前にちょっと食べるのにも便利です。

チョコを買うときは、必ず**カカオ分70%**

以上の高カカオ・チョコを選んでください。それ以下の商品は糖質が多くなり、逆効果になりかねません。

とりあえずは、「食物繊維」——理想的なつまみの順番①

さて、居酒屋に着いたら、「とりあえず」ですね。

ここでは食物繊維が多いつまみが基本です。野菜、枝豆、豆腐料理、キノコ、海藻などがいいでしょう。

ただし、居酒屋のサラダには、糖質の多いドレッシングが使われていることがあります。不安なときは、**野菜スティック**がおすすめです。マヨネーズに偏見を持っている人がいますが、材料は卵、酢、油と、酒のつまみには超優良です。安いドレッシングよりはマヨネーズのほうが安心です。

また、**「トマトを食べると、血中のアルコール濃度が3分の2から半分になる」**という研究が発表されました。抗酸化作用のあるリコピンの働きと考えられます。トマトサラダをマヨネーズで食べれば万全でしょう。

そして、**キャベツ**です。アルコールの分解酵素を活性化するビタミンUが含まれています。もちろん、食物繊維もバッチリです。串キャベツの注文を習慣にしておきましょう。

本格的な注文は、「高たんぱく、低糖質」——理想的なつまみの順番②

乾杯も済んで落ち着いたら、本格的な注文です。

その際に肝に銘じておきたい法則が、「高たんぱく、低糖質」です。**たんぱく質は丈夫な筋肉をつくるとともに、肝機能の向上にも貢献**します。

肉、魚、卵、大豆など、もりもりと食べてください。なかでも、アルコール分解を助けるビタミンBをたっぷりと持つ食材がおすすめです。

つまみのオーダー、理想的な順番

飲む前

◎乳製品（小分けのチーズ、牛乳、ヨーグルト、ヨーグルト飲料）
◎高カカオ・チョコレート

↓

とりあえず

◎食物繊維（野菜スティック、串キャベツ、きんぴらごぼう、漬物）
◎酢の物、枝豆、冷奴、冷やしトマト、卵焼き

↓

つまみ

◎たんぱく質（鶏の唐揚げ、焼豚、焼き鳥、オムレツ、焼き魚、刺身、揚げ出し豆腐）
◎あさりの酒蒸し、カキフライ、ニンニクの芽
◎鍋物
◎噛みごたえがあるもの（スルメ、ビーフジャーキー、タコ刺し、ナッツ類）

↓

シメ

◎少量のご飯か麺類
◎味噌汁、緑茶、コーヒー

具体的には、**豚肉、うなぎ、カレイ、サケ、ブリ**などです。野菜では、**ニンニクの芽**にはビタミンBが豊富です。

ビーフジャーキーやスルメなど、**噛みごたえのある食材も優良**です。噛むという行為は血流をよくする効果があるのです。また、しっかりと噛むことでだ液の分泌が増え、口の中の細菌を減らす効果も期待できます。

冬なら、鍋物がいいですね。たっぷりの野菜に加えて、魚介類、肉類と良質のたんぱく質を摂ることができます。**牡蠣**や**ハマグリ**などの貝類に含まれる**タウリンや亜鉛**も肝臓の働きをよくします。

味噌汁か日本茶で、しっかりシメる――理想的なつまみの順番③

ほどよく飲んで気持ちもよくなったら、最後にご飯か麺類を食べましょうか。すでにお腹も満足しているので、早食いになることもないはずです。一人前を頼んで、みんなで分ければちょうどいいでしょう。

このときに、**アサリの味噌汁**や**日本茶**を頼めば、シメには最適です。洋食の席なら**コーヒー**がおすすめです。コーヒーのポリフェノールには血糖値を下げる効果があるのです。

肝臓に負担をかける、「つまみ」要注意リスト

お酒を飲んでいるときに肝臓が担う2つの大きな仕事

肝臓は1・2〜1・5キロもある大きな臓器で、3000億以上もの肝細胞が日夜、黙々と仕事をしています。

肝臓が担当する大きな仕事のひとつに糖代謝があります。

食事から摂った糖質（ブドウ糖）は、人間が活動するエネルギー源です。筋肉を動かす、脳を働かせる、心臓などの臓器を動かす、体温を維持するなど、すべての活動を支えているのがブドウ糖なのです。

言い換えれば、ブドウ糖が足りなくなると人間は生きていくことができません。食料のない雪山に取り残されると、すぐに死んでしまいます。

そこで、万が一の場合に備えて、人間の体は糖質を脂肪に変えて蓄える機能を持っています。雪山の中でも数日間、生き延びられるのは、体に蓄えた脂肪を糖質に戻してエネルギー源にしているからです。

この糖質と脂肪の変換を糖代謝といいます。糖代謝は、人間が活動する限り、途切れることなく行なわれています。

前置きが長くなりましたが、理解していただきたいのは、**糖代謝とアルコール分解は、どちらも肝臓の大きな仕事**ということです。

「糖質」の多いつまみは要注意

アルコール分解で忙しいときに、糖代謝が加わると、肝臓の仕事は2倍になります。

要注意！ 糖質が多い居酒屋のメニューリスト

フライドポテト／ポテトサラダ／じゃがバター／長芋／マカロニサラダ／春雨サラダ／たこ焼き／ピザ／お好み焼き／チヂミ／焼きそば／焼きビーフン／焼うどん／おにぎり／あんかけチャーハン／ドリア／寿司／ラーメン／お茶漬け／デザート

そして、**アルコール分解がスムーズにいかなくなる**のです。

したがって、「お酒を飲んでいるときに糖質の多いつまみは摂らないほうがいい」という結論に達します。

糖質の多いメニューとは、**フライドポテト、ポテトサラダ、マカロニサラダ、たこ焼き、焼きそば、焼きビーフン、おにぎり、あんかけチャーハン、ピザ、お好み焼き**などです。心当たりのある人は、控えめにしましょう。

野菜の煮物は健康的なイメージですが、**イモ、ニンジン、レンコン**など、でんぷんの多い食材が使われています。さらに砂糖やみりんを使って煮込めば、糖質が高くなりがちです。

クールジャパンの代表、**お寿司**にも注意してください。

回転寿司の握り1貫のご飯は20グラム前後だそうです。一皿で40グラムになります。平均的なご飯一膳が150グラムですから、4皿食べると一膳以上になります。参考までに、ご飯150グラムの糖質は55・5グラムもあります。

甘いデザート類にも糖質が多いですね。これは別腹かもしれませんが、肝臓はひとつです。ほどほどに楽しむようにしてください。

おすすめは「揚げ物」

ここまで読んで、「揚げ物は悪くないのか？」と疑問に思った人がいるかもしれません。**油脂自体は肝臓に悪影響も与えないうえ、アルコールの吸収を遅くしてくれる**ので、むしろおすすめしたい食材です。悪酔い防止にもなります。

ただし、油脂はカロリーが高いので、食べ過ぎるとカロリーオーバーになる恐れがあります。よく「お酒の飲み過ぎで太った」という話を聞きますが、**お酒で太ることはありません。**飲むときの食べ過ぎが原因のことが多いのです。揚げ物ばかりを注文するのは考えものです。

最後に薬について解説しておきます。

「薬をお酒で飲まないほうがいい」といわれますね。これには、きちんとした理由があります。

薬を服用すると、その成分が腸から吸収されて肝臓に運ばれます。肝臓では含まれている薬の成分が仕分けや代謝を受けて、有用なものだけが取り出されるのです。つまり、薬を飲むと肝臓の仕事が増えるわけです。薬は体にとっては異物です。

飲み会がある日は、風邪薬などは早めに飲んでおくようにしてください。

つまみ選びで「糖質」とともに注意したい重要キーワード

血圧を上げる根源「塩分」にご用心

お酒のつまみを選ぶときに気をつけたいのが「塩分」です。

塩分が直接、肝臓に負担をかけることはありませんが、血圧を上げる原因となります。**血圧が上がると、あらゆる生活習慣病のリスクが高くなる**ことがわかっています。

血圧が高くなる原因はいくつか考えられますが、**日本人に一番多いのは「パンパン型」**と呼ばれるタイプです。

塩分の多い食事を摂ると、血液中の塩分濃度が高くなります。塩分濃度が高くなり過ぎると、生命を維持しているホルモンなどが正常に働かなくなります。それを防ぐために血管が水分を取り込みます。すると、血液の量が増えてパンパンになり、血圧が高くなるのです。血圧が高くなると、血管の壁が傷つきやすくなって、**動脈硬化の原因**となります。血管や血液の状態が悪化すると、脳梗塞や脳出血、心筋梗塞などの生活習慣病が起こりやすくなります。

高血圧は、間接的に肝臓に負担をかける

動物のレバー（肝臓）は、赤黒い色をしていますね。人間の肝臓も同様です。これは血液の色です。肝臓には無数の毛細血管が通っていて、1分間に1〜1・8リットルもの血液が流れ込んでいるのです。1日に換算すると、実に2200リットルになります。ものすごい量ですね。**血圧が高くなって毛細血管が切れやすくなると、肝機能が衰え、糖代謝やアルコール分解がスムーズにいかなくなってしまいます。**

お酒を飲むときも、血圧を低めに保つ意識を持ってください。

肝臓に負担をかけない、ベストな「飲む時間」

なぜ「はしご酒」はやめたほうがいいのか？

「今日は一軒だけにして、早く帰ろう」と肝に銘じていても、ついつい気持ちが揺らいで、「いつの間にやら、はしご酒」という人も多いのではないでしょうか。

楽しいお酒は大いに歓迎ですが、だらだらと遅くまで飲むのは慎みたいものです。

日本酒1合のアルコールを体外へ排出するには、約4時間かかります（詳しい計算式は第2章で解説します）。

19時から飲み始めて30分で1合の日本酒を飲んだとすると、きれいにアルコールがなくなるのは、日付が変わる頃になります。これなら、素面《しらふ》の状態でベッドに入ることができそうです。

ところが、22時まで飲むと、代謝・排出が終わるのが午前3時になります。さらに、「もう一軒！」となって**深夜0時まで飲み続けると、肝臓は朝方まで働き続ける**ことになるのです。二日酔いは、体の中に有害なアセトアルデヒドが残っている状態です。飲む量がそれほど多くなくても、だらだら遅くまで酒場にいると二日酔いになりやすいといえます。

これは家で飲んでいるときも同じです。なるべく、21〜22時には切り上げたいものです。

逆に短時間に杯を重ねるのもよくありません。いうまでもなく、短時間のうちに肝臓にまとまった量のアルコールが流れ込むからです。

特に深夜の時間帯に強いお酒をグイグイ飲むのはやめてください。

19時から2時間くらい、つまり、**19時スタートで21時まで**、リラックスできる相手と一杯やるのがちょうどいいということになります。

絶対にダメ！　最悪の飲み方

「一気飲み」が危険な理由

本書を手に取った人は、みなさん大人でしょうから、目にあまるひどい飲み方をしている人はいないと思います。念のため、厳禁マナーを挙げておきます。

まずは、一気飲みです。**大量のアルコールが、それこそ一気に入るのですから、肝臓にいいわけがありません。**有毒なアセトアルデヒドが急激に増えて気分が悪くなります。子どものようなマネは厳禁です。

「ついで、つがれて」は、奥ゆかしい日本の文化ですが、飲み過ぎになりがちです。気が置けない友人同士なら、自分のペースを守ることができる手酌がいいでしょう。

「今日は手酌でいこう」と、最初に宣言してしまうのがおすすめです。

ナメてはいけない、「飲んで記憶をなくす」のリスク

暗いお酒や絡み酒も慎みたいものです。

相手に迷惑をかけるばかりでなく、自分自身のストレスになります。本来、ストレスを発散するから健康にいいわけで、逆にストレスを溜め込んでは本末転倒です。ストレスは血圧を上げるばかりでなく、自律神経を不安定にします。さまざまな病気の原因にもなりかねません。いつも明るく気持ちよく飲みたいものです。

「飲んで記憶をなくした」という経験のある人もいるでしょう。

これはアルコールによって、脳の海馬が障害を受けるために起こる現象です。**認知症などの遠因になる可能性**がありますので、心当たりがある人は注意が必要です。

アルコールは胃や食道を強く刺激して、がんの原因になる可能性もあります。食道の粘膜はとても薄くて傷つきやすいのです。**吐くような飲み方**をすると、ダメージが大きくなり、**食道がんのリスク**も高まります。

気分が悪くなったときは、胃酸を抑えるタイプの胃薬が効果的です。

ウコンやシジミは、本当に二日酔いに効くのか？

こんな人は、「ウコン」は逆効果

「二日酔い防止」「肝機能アップ」といえば、ウコンですね。飲み会の帰りにはコンビニに寄って必ず1本飲むという人も多いことでしょう。

果たして、ウコンにはアルコールを分解するパワーが本当にあるのでしょうか。

ウコンはショウガ科の多年草植物の根です。スパイスの世界ではターメリックとして知られ、インドのカレー料理によく使われます。ウコンは、漢方の生薬として古くから使われてきました。ウコンに含まれるクルクミンという成分が、肝臓が分泌する胆汁の生成を促すとされ、主に健胃、消化促進に処方されています。

しかし、「ウコンがアルコールの分解を助けるか」というと、**はっきりとした医学的な根拠はない**ようです。「胆汁の分泌を促進する」という効能から、肝臓を丈夫にすると解釈されるようになったのかもしれません。

逆に、**肝臓に障害がある人にとって、ウコンに含まれる鉄分が悪影響を及ぼす**ことが実証されています。鉄分から出る活性酸素が悪影響を及ぼすのです。肝炎を患っている人は控えたほうがよさそうです。

シジミに含まれるオルニチン、タウリンも二日酔いに効くと評判ですね。サプリの効果は人それぞれです。「効く！」「効いた！」と自分で感じるようであれば、体質に合っていると考えていいでしょう。

しかし、できればサプリより食品から有効成分を摂ってほしいと思います。**オルニチンやタウリンは、シジミだけでなく、貝類には広く含まれています。**

味噌汁や酒蒸しで食べるのがおすすめです。

飲んで帰った夜の、ベストな過ごし方

お風呂は危ない、シャワーで我慢

お風呂はリラックス効果が期待できる、すばらしい習慣です。仕事から帰って温かいお湯に浸かると、「ああ、日本人でよかったなぁ」と実感しますね。

ところが、飲んで帰った後のお風呂には、危険が潜んでいるのです。

お酒を飲むと緊張が解けてリラックスできますね。これはアルコールによって血管が拡張している証拠です。実際に計測すると、アルコールを飲んだ後に血圧が下がることがわかっています。人によっては、50㎜HGも下がることがあります。

お酒で血圧が下がった状態でお風呂に入ると、さらに血圧が下がり、**脳貧血**のリスクが発生します。

湯船から立ち上がるときが一番危険です。少しでも不安を感じたら、手すりを持ってゆっくりと立ち上がるようにしてください。

熱過ぎるお湯も危険です。低くなった血圧が一気に上昇して**脳梗塞**を起こしやすくなるのです。これを**「ヒートショック」**といいます。お酒による脱水症状によって血液が濃厚な状態では、さらにリスクが高くなります。

飲んだ日のお風呂は控えて、シャワーにするのが賢明です。

「寝酒するとよく眠れる」という大きな誤解

飲んできたにもかかわらず、ダメ押しの寝酒を飲む人がいますが、これもよくありません。

「よく眠れるような気がする」といいますが、実際には睡眠の質が悪化します。

寝酒による睡眠は、質が落ちる

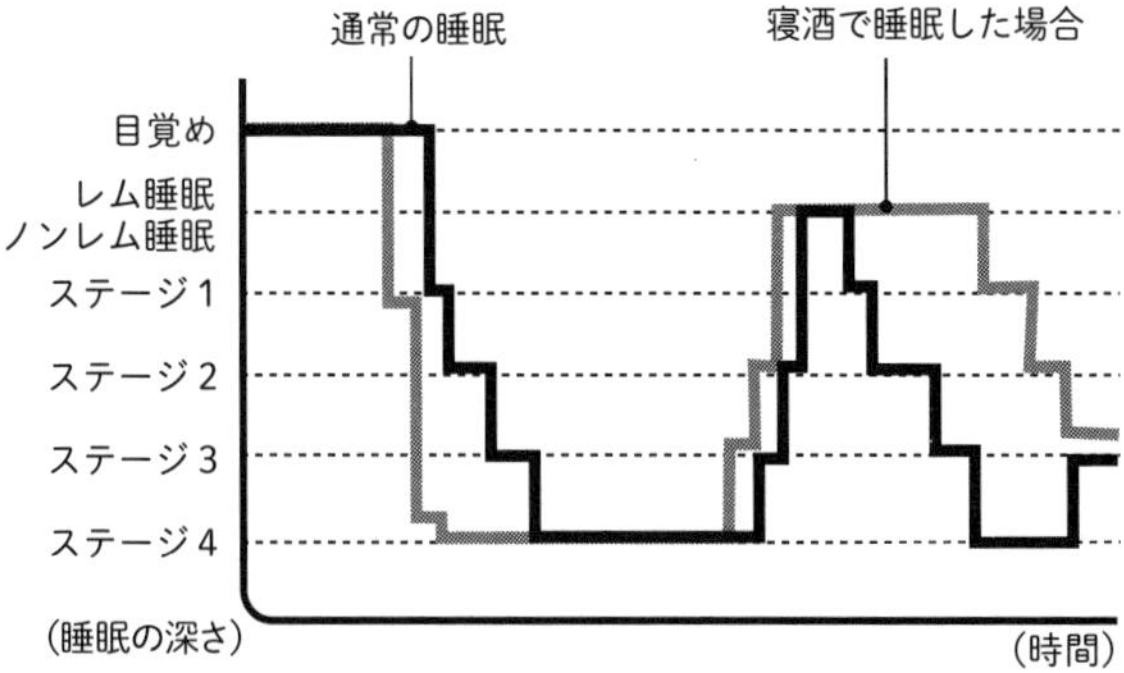

寝酒を飲むと就寝直後に深い眠りに落ちるのが早く、長くなっている。しかし、その後、浅い眠りが長く続き、睡眠のパターンが崩れてしまう。

参考：日経ビジネス

寝つきの際に深いノンレム睡眠を得られても、その後の睡眠が浅くなってしまうのです。翌朝に疲れが取れていない人は、寝酒が原因かもしれません。

しかも何よりも肝臓に負担がかかります。肝臓の側からすると、寝る前に仕事を押しつけられれば、徹夜の作業となります。これでは肝臓がかわいそうです。

第2章

実証済み！「飲まない」より「適量飲む」がいい

お酒の強さは、生まれつきの遺伝子で決まる

日本人は約40％がお酒に弱い

第2章では、より科学的な視点からお酒と健康の関係を考えていきます。

まず、アルコールが分解される仕組みをおさらいしましょう。

主に小腸から吸収されたアルコール（エタノール）は肝臓に運ばれ、アルコール脱水素酵素（ＡＤＨ）によってアセトアルデヒドに分解されます。毒性のあるアセトアルデヒドは、さらに2型アルデヒド脱水素酵素（ＡＬＤＨ）によって無毒の酢酸に変化し、最終的には炭酸ガス、水、熱となって体外に排出されます。

お酒が強いか、弱いかは、「アルデヒド脱水素酵素」によって決まります。アルデ

ALDH2活性の3タイプとアルコールの強さ

活性タイプ	アルコールの強さと顔の赤くなりやすさ	出現率		
		白人	黒人	黄色人種（日本人）
活性型（NN型）	アルコールに強く、顔は赤くならない	100%	100%	50%程度
不活性型（ND型）	アルコールに少し強く、顔は赤くなりやすい	0%	0%	40%程度
失活性型（DD型）	アルコールに弱く、顔はすぐに赤くなる	0%	0%	10%程度

参考：『最高の飲み方』（日経BP）

ヒド脱水素酵素は6種類あり、そのなかの**2型アルデヒド脱水素酵素（ALDH2）をつくる遺伝子**が重要な役割を担っています。

ALDH2の遺伝子は分解能力が高いN型と、突然変異で分解能力が低下したD型が存在します。人は両親からひとつずつの遺伝子を受け継ぐため、NN型、ND型、DD型の3タイプに分類されます。血液型のタイプと似ていますね。

当然、NN型が最も処理能力に優れていて、有害なアセトアルデヒドをスムーズに酢酸に変えることができます。ND型の能力はNN型の16分の1、DD型は代謝能力をほぼ失っていると考えられています。
したがって、DD型の人がお酒を飲むと有害なアセトアルデヒドが溜まり、すぐに気分が悪くなったり、顔が赤くなるフラッシングが起こるのです。

ALDH2の遺伝子タイプは、人種によって出現率が異なります。

ヨーロッパの白人種やアフリカの黒人種は、ほとんどがお酒に強いNN型です。一方でアジアの黄色種は、約4割がND型かNN型と考えられています。
日本人を対象とした調査では、NN型が58・1%、ND型が35・1%、DD型が6・7%という結果が報告されています。

元々、お酒が弱かった人が、強くなっていくメカニズム

最初はまったく飲めなかったのに、だんだんお酒が強くなる人がいますね。遺伝子

によってお酒の強さが決まるとすれば、矛盾しているように感じませんか？

実は、ADHとALDHによるアルコール代謝は全体の80％程度で、残りの20％は肝臓で分泌される別の酵素、**ミクロソームエタノール酸化酵素（MEOS）**によって分解されると考えられています。

MEOSによる分解ではアセトアルデヒドをつくることなく、直接、二酸化炭素と水に分解されます。つまり、有害物質が発生しないわけです。

お酒が強くなったという人は、MEOSの分泌が多くなったためであって、遺伝子の型が変わったわけではないのです。

分解酵素が多い人は、いくら飲んでもいい？

お酒の強さには、いうまでもなく個人差があります。

すでに解説したように2型アルデヒド脱水素酵素（ALDH2）の遺伝子のタイプ

によって大きく分類されますが、**同じNN型でも、いくら飲んでも二日酔いすらしない人と、ある程度飲むと顔が赤くなる人などさまざま**です。

要するに、アルコール分解にかかわる酵素をたくさん分泌する、優秀な肝臓を持っているかどうかがポイントとなるわけです。

私のクリニックに通うTさんの話をしましょう。

Tさんは、**毎日、日本酒を1升飲むほどの酒豪**で、そんな生活を20年以上続けているそうです。

通常なら、肝臓の数値が悪化するところですが、AST、ALTというたんぱく質の代謝にかかわる酵素はもちろん、γ-GTPも正常値から出たことがありません。体の元気度を示すアルブミンも高く、健康そのものなのです。

Tさんの肝臓こそ、金メダル級のパフォーマンスを発揮する逸材といえるでしょう。うらやましい限りですね。

では、どんなに飲んでも数値が悪化しない人は、いくら飲んでもいいのでしょうか。それとも、将来のために、少しは控えたほうがいいのでしょうか。

答えは、「飲んでもいい」です。**健康を害することがないのなら、好きなだけ飲んでもオッケー**なのです。

ただし、**少しでも数値が悪化したときは、まだ基準値内でも用心が必要**です。ある程度の年齢になったら、健康診断の結果は慎重に確認してください。

アルコール処理能力は、体重に比例する!?

体重1キロあたり1時間のアルコール処理能力は?

「お酒の強さは体の大きさによる」という考え方があります。体が大きいほうが肝臓も大きく、酵素を分泌する能力も大きいというわけです。

確かに、同じビール500mlを飲むのであれば、大きな肝臓で処理をしたほうがスムーズに分解が進むように思えますね。

医学的には、**「体重1キロあたり1時間で0・1グラムのアルコールを処理できる」**と説明されています。体重60キロの人は1時間で6グラム、100キロの人なら10グ

アルコールが抜ける時間を計算しよう

体重1kg 当たり、1時間で約 0.1g のアルコールを分解できる。

①体が1時間に分解できるアルコール量を計算する

［体重　　kg］ × 0.1 ＝ 1時間に分解できるアルコール量(g)

②飲んだ純アルコール量を計算する

［アルコール度数　÷100］ × ［飲んだ量　　ml］ × 0.8

＝ 純アルコール量(g)

③飲酒量からアルコールが抜ける時間を計算する

② 純アルコール量 ÷ ① 1時間に分解できるアルコール量

＝飲んだアルコールの消化時間

ラムの処理が可能ということです。

ビール500mlに含まれる純アルコール量は20グラムですから、体重60キロの人なら約3時間20分、100キロの人なら約2時間で処理が終わることになります。意外に差があるような気がしますね。

アルコール処理時間をシミュレーションしてみた

実際のケースでシミュレーションしてみましょう。

体重60キロの人が19時に生ビール500mlを飲み始め、30分で飲み終わったとします。アルコール処理に要する時間は約3時間20分ですから、23時にはきれいにアルコールが体外に排出されていることになります。お風呂にも入り、すっきりとベッドに入ることができそうです。

次に19時から3杯（1500ml）のビールを飲んだとします。純アルコール量は60グラムですね。**体重60キロの人は、60グラムのアルコールを処理するには10時間かかります。**単純に計算すると、19時から10時間ですから、アルコールがすっかり抜けるのは明け方の5時となります。

実際には、飲み終わる時間など複雑な計算になりますが、肝臓が夜通しアルコールの処理のために働くことは間違いなさそうです。深夜まで飲んでいると二日酔いになることが、容易に理解できますね。

女性は男性に比べて少なめに

厚生労働省が健康にお酒を飲める基準値として、「純アルコール量20グラム」を提唱していることは紹介しました。

しかし、そこには女性は少なめにするように但し書きが添えられています。

各国の純アルコール基準量、許容量

国	純アルコール基準量(g)	純アルコール許容量(g)	
		男性	女性
オーストラリア	10	40	20
オーストリア	10	30	20
カナダ	13.5	13.5	13.5
デンマーク	12	36	27
ニュージーランド	10	30	20
イギリス	8	24-32	16-24
アメリカ	14	28	14
日本	20(男性)、 15(女性):栗原案	—	—

出典:厚生労働省 e ヘルスネット

女性は一般的に肝臓が小さく、アルコール処理能力が劣ると考えられるからです。また、**女性ホルモンがマイナス因子となる**ともいわれています。

各国の基準飲酒量と許容量を比べてみると、おもしろいことがわかります。最も寛容なのはオーストラリアで、男性は40グラムまで許容されています。アメリカの許容量が比較的厳しいのも意外な印象です。

なお、日本の厚生労働省は「基準値」は発表していますが、「許容量」は公表していません。

総死亡率、心血管疾患、がん……、いずれも「適量の飲酒」がベスト

日本人11万人の追跡調査結果

お酒と健康の関係を示したJカーブをさらに詳しく検証してみましょう。

資料は、**40歳から79歳までの日本人男女11万人を9〜11年間にわたって追跡調査した結果**です。「禁酒者」は過去に飲んでいたがやめた人、「非飲酒者」は初めから飲まない人のことです。

まず、男性を対象にしたグラフに注目してください。

総死亡率、心血管疾患、がんのすべての曲線がきれいに同じカーブを描いています。

一番低い値を示しているのが、1日に「0・1〜22・9g」のアルコールを飲んでい

日本人11万人の調査で実証！　適量飲酒のススメ

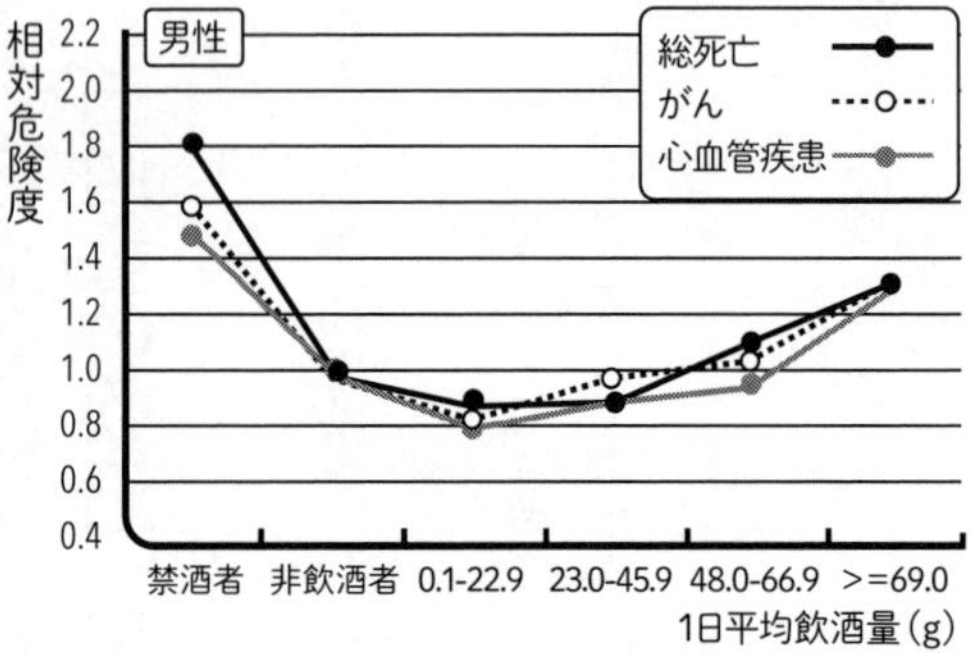

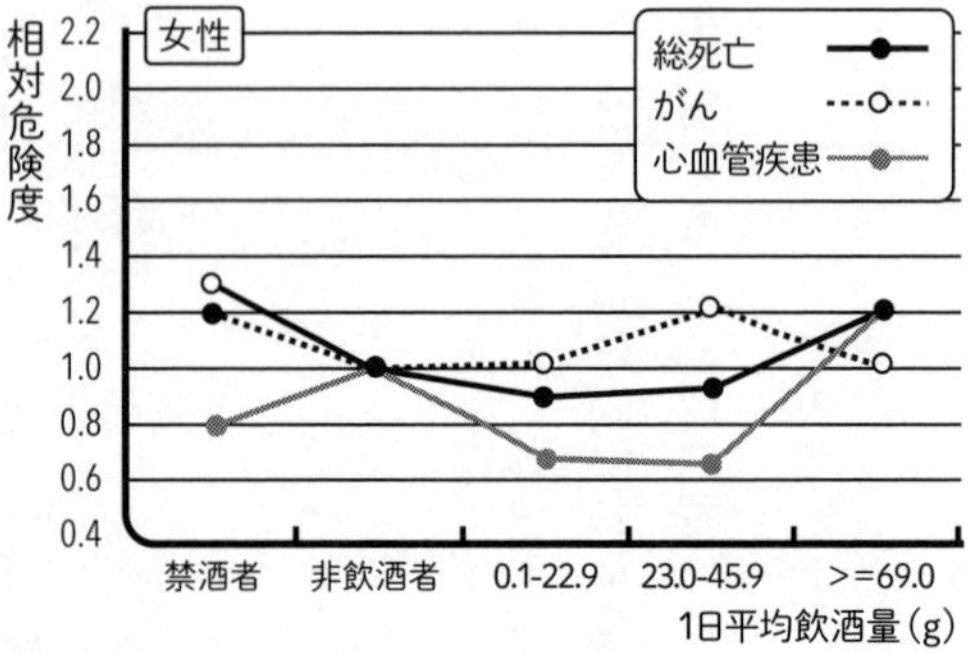

注意
1）40歳から79歳の男女約11万人を9年〜11年追跡した。
2）死亡率の相対リスクは、年齢・BMI・教育歴・喫煙・運動・糖尿病と高血圧で補正されている。

出典：厚生労働省 e ヘルスネット

た人たちです。厚生労働省が推奨する純アルコール基準値20グラムをしっかりと裏づける結果となっています。

カーブは、その後上昇に転じ、「23・0〜45・9g」で非飲酒者と並びます。先ほどの110ページの表で各国が発表している「許容量」は、この数字が基礎になっていると考えられます。

お酒を我慢するストレスは高リスク

総死亡率等のリスクは、飲酒量が増えるにしたがって高くなっていきます。

興味深いのは、**禁酒者、つまりお酒をやめた人のリスクが最も高い**ことです。1日69グラムを飲んでいる人よりも高くなっています。**お酒を我慢するストレスがいかに悪いか**がわかります。

一方、女性のグラフは、男性ほどはっきりと相関関係が読み取れません。しかし、総死亡率と心血管疾患に関してはJカーブ効果が認められそうです。

以上のことから、**適量は20グラム、許容量は40グラム**という指針を導き出すことができます。1日20〜40グラムを目安に、お酒を楽しむのが一番なのです。

肝臓専門医の私が「休肝日」不要を唱える理由

純アルコール量は、週単位で管理する

1日に20～40グラムのアルコールが健康に最もいいことがわかりました。しかし、何をどれくらい飲めば純アルコール量20グラムになるか、わかりづらいですね。

そこで、アルコール健康医学協会は、**20グラムを1単位として整理する方法を推奨**しています。

たとえば、ビール500ml、日本酒1合、焼酎0・6合（約110ml）がすべて1単位（20グラム）というわけです。したがって、ビール500mlと日本酒1合を飲めば、許容量の2単位40グラムと計算ができます。

お酒の１単位（純アルコール量20g）

	アルコール度数（%）	目安	ml
ビール	5	中瓶1本	500
日本酒	15	1合	180
焼酎	25	0.6合	110
ウイスキー	43	ダブル1杯	60
ワイン	14	グラス2杯	180
缶チューハイ	5	ロング缶1本	500
ストロング缶	9	ショート缶1本弱	280

もうひとつ大切なのは、**1日単位ではなく1週間単位で管理をする**ことです。つまり、**1週間の純アルコール量を140〜280グラムに収めればいい**のです。

たとえば、忘年会の日に100グラムを飲んでしまったとします。そのときでも、残りの6日間を1単位（20グラム）ずつに抑えれば許容範囲に収まるというわけです。

「1週間単位の管理」のメリット

1週間単位の管理がいいところは、**休肝日**

が必要ないことです。毎日、少しずつでも飲みたいという人にはうれしい方法です。

逆に**「飲まない日が苦ではない」という人にとっては、休肝日を取れば1日に飲む量を増やせる**というメリットがあります。たとえば、1週間のうちに3日の休肝日が取れれば、残り4日は40グラムずつ飲んでも理想値に近くなるのです。

自分に都合のいい管理法で、週に140〜280グラムを守るように工夫してみてください。

なお、最近はアルコール量を管理するアプリが手に入ります。便利なものを使ってみるのもいいでしょう。

肝臓の健康状態がわかる「γ－GTP」「AST」との正しい向き合い方

γ－GTP自体は悪玉ではない

健康診断の結果が届いて真っ先に見るのは、血圧、血糖値、そしてγ－GTPではないでしょうか。

肝臓の健康を知る値は、γ－GTPの他にASTとALTがありますが、γ－GTPはお酒の飲み過ぎによって悪化しやすいため、親の敵のように嫌っている人も多いようです。

しかし、**γ－GTPはアミノ酸の生成に関与している酵素で、それ自体が悪玉ではありません。**それどころか、γ－GTPが分泌されないと健康が維持できない、大切な存在です。

γ－GTPが高くなるメカニズム

では、なぜ肝臓が疲れると、γ－GTPが多くなるのでしょうか。

肝臓では膨大な数の肝細胞が働いています。大量のアルコールが運ばれてくると、細胞たちは懸命に仕事をします。そして、あまりに仕事が多いと肝細胞が疲弊して壊れていきます。

しかし、肝臓はちょっとやそっとの激務でへこたれる臓器ではありません。肝細胞には一度壊れても復活する再生機能が備わっているのです。

ところが、その激務が連日連夜続くと、壊れる細胞が多くなります。すると、そこからγ－GTPが血液中に漏れ出していくのです。

γ－GTPの基準値は、男性で13～87IU／L、女性で9～37IU／Lです。

γGTP、AST、ALT の診断基準(IU ／ L) 栗原試案

	基準値	アルコール性脂肪肝の疑い	アルコール性肝炎のリスク	アルコール性肝硬変のリスク
γGTP	10−50	51−200	201−500	500以上
AST	10−30	31−150	150−200	100−150
ALT	10−30	31−100	101−150	50−100

この値が300IU／L以上になると、何らかの肝機能障害が起こり始めます。

私のクリニックに来た女性の患者さんで、γ－GTPが1500IU／Lもある人がいました。C型肝炎も発症していて危険な状態なので、すぐに禁酒をしてもらいました。ここまで数値が上昇すると、命にかかわる恐れがあります。

γ－GTPの値は、ある期間、禁酒をすればすぐに下がるという特徴があります。

もし、一定期間、禁酒をしても下がらないときは、すでに肝機能に障害が発生している可能性があります。

ＡＳＴもアルコールによって数値が変化します。

γ－ＧＴＰとＡＳＴの両方が基準値を超えていたら、お酒の飲み過ぎによるアルコール性肝炎と考えていいでしょう。

逆にγ－ＧＴＰ、ＡＳＴ、ＡＬＴの３つの数値がそろって基準値内に収まっていれば、とりあえず肝機能は正常です。安心して、おいしいお酒を楽しんでください。

近年、**お酒を飲まない人が起こす「非アルコール性肝炎」**が問題になっています。糖質の摂りすぎや運動不足が原因で、若くて痩せている人にも多いのが特徴です。

かつては、肝臓が悪いといえばお酒が原因と思われていましたが、そうとばかりはいえないのです。病気の原因が何か、専門医に診てもらう意識が大切です。

酔いの状態は、「血中アルコール濃度」で決まる

「血中アルコール濃度」って何だ？

飲酒運転の取り締まりなどで、血中アルコール濃度という言葉を聞きます。血中アルコール濃度とはいったい何でしょうか。

摂取したお酒に含まれるアルコールの80％以上は、小腸から吸収されて肝臓に送られます。ここでアルコールは代謝されるわけですが、少量ならともかく、大量に運ばれてきたアルコールのすべてを肝臓に留めておくわけにはいきません。

吸収されたアルコールの多くは、いったん血液中に流れて体の中を循環します。そして、肝臓に戻って来て順次、分解作業を受けるのです。体内を循環する過程で、血

酔いの程度とお酒の目安

酔いの程度	血中アルコール濃度(%)	純アルコール量(g)	お酒の目安	状態
爽快期	0.02-0.04	20	ビール500ml、日本酒1合	さわやかな気分、陽気になる、皮膚が赤くなる
ほろ酔い期	0.05-0.10	40	ビール1000ml、日本酒2合	ほろ酔い気分になる、理性が失われる、脈が速くなる
酩酊初期	0.11-0.15	60	ビール1500ml、日本酒3-4合、ウイスキー・ダブル3杯	声が大きくなる、怒りっぽくなる、ふらつく
酩酊期	0.16-0.30	80	ビール2000ml、日本酒4-6合、ウイスキー・ダブル5杯	千鳥足になる、同じことをしゃべる、吐き気が起こる
泥酔期	0.31-0.40	120	ビール3000ml、日本酒7-8合、ウイスキー・ボトル1本	まともに立てない、意識がはっきりしない
昏睡期	0.45-0.50	200	ビール5000ml、日本酒1升、ウイスキー・ボトル1本以上	揺り動かしても起きない、呼吸がゆっくりと深い、死亡

キリンHDウェブサイトより

液中にあるアルコール量を「血中アルコール濃度」といいます。

酔いの程度は6段階

血中アルコール濃度によって酔いの程度を測ることができます。

酔いの程度は、大きく6段階に分かれます。

血中アルコール濃度が0・02〜0・04%を**「爽快期」**と呼びます。お酒を飲んでさわやかな気分になる段階です。血液によって運ばれたアルコールが、脳の緊張を解いているわけです。

以下、**「ほろ酔い期」「酩酊初期」「酩酊期」「泥酔期」「昏睡期」**となります。前半は楽しそうですが、後半は恐ろしいですね。

一気飲みなど、短時間に大量のアルコールを摂取すると、急激に血中アルコール濃度が上がって昏睡期に陥ります。最悪の場合、命にかかわることもあります。

なお、**道路交通法では、酒気帯び運転の取り締まり基準を「呼気1リットルにつき0・15mg以上」と定めています。**これを血中アルコール濃度に換算すると、約0・03%になります。

アルコール健康医学協会は、0・05%を超えると運転事故の可能性が2倍以上になるという研究を紹介しています。「飲んだら乗るな」が鉄則です。

ビールの材料はすべて健康に貢献する

ビールの歴史

ここからは、お酒の種類ごとに基礎知識と健康効能を見ていきます。

最初にとりあげるのは、ビールです。

『ビールの科学』の著者、渡淳二さんによると、**ビールができたのは新石器時代（紀元前8000年以降）**だそうです。麦の粉からつくったパンを水に浸していたところ、自然に発酵したのが起源のようです。ただ、麦そのものは単なるでんぷんなので、風味をよくするために加えた麦芽が酵素になって発酵した、と推理しています。

本格的にビールの製造を始めたのは、紀元前3000年に古代バビロニアにいたシ

ユメール人でした。現在とほぼ同じ工程でつくっていたようですが、まだホップが発見されていなかったため、ニッキやその他のハーブを使用していました。

濾過《ろか》の技術がなかったため、その頃のビールは濁っていたと考えられています。濁ったビールを壺に入れ、みんなが集まってストローで上澄みを吸っている絵が残っています。さぞや苦味の効いた大人の味だったことでしょう。

その後、**エジプトでビール製造が進化**します。ピラミッド建築の重労働に従事した男たちにとって、ビールは渇きを癒し、麦芽や薬草の滋養、ミネラルを補給する栄養ドリンクとして重宝されました。

ホップが登場するのは8〜9世紀のドイツです。ホップが持つ爽快な苦味と雑菌を防ぐ力が喜ばれ、ホップはビールに欠かせないものになりました。

さらに、下面発酵酵母の発見、低温発酵、低温殺菌、濾過などの技術革新を経て、ビールは世界中で愛される飲料に進化したのです。

アルツハイマー病、更年期などに効く、注目される「ホップ」の健康効果

歴史が示すように、ビールの薬理効果は古くから認められてきました。現代においては、ホップの持つ健康効果が注目を集めています。

キリンホールディングスR&D本部健康技術研究所と慶應義塾大学は、共同研究の結果として、ホップに**アルツハイマー病の予防効果**があると発表しました。研究では、健康な中高年60人を対象として、熟成ホップ苦味酸を摂ってもらう実験を行ないました。その結果、苦味酸を摂ったグループは、**記憶想起力や日常の物忘れの頻度に顕著な改善が見られた**というのです。

2025年には認知症患者が750万人に増えると予想されています。認知症対策が急務とされるなかで、ビールの評価が上がるかもしれませんね。

ホップには女性ホルモンに似た作用があることが古くから知られていました。その

作用を利用して、**更年期の症状緩和**に利用されています。また、**睡眠時間の延長、消化改善、鎮静効果**についても科学的な研究が報告されています。ホップへの期待がますます高まりそうです。

人間がつくり出せない必須アミノ酸も含む「ビール酵母」

ホップと並んで興味深いのが、**ビール酵母**です。

医薬品に関する記述をまとめた日本薬局方によると、**栄養補給、代謝機能促進、整腸**など、多くの効能が記されています。

ビール酵母の成分を分析すると、実に37〜55％がたんぱく質なのです。これには**18種類のアミノ酸が含まれ、そのうちの8種類は人間がつくり出すことができない必須アミノ酸**です。その他、ビタミンB1、B2、ニコチン酸、パントテン酸、食物繊維など、優良な成分を多く含んでいます。

現代のビールはきれいに濾過されていますが、中世のビールは酵母が混入したままでした。一緒に飲んだ酵母が健康に貢献したという説にも信憑性があります。

また、**ビールの主原料である大麦が持つ水溶性食物繊維β－グルカン**に、狭心症や心筋梗塞を抑える力があると米国食品医薬品局が発表しました。さらにＥＵでは、β－グルカンがコレステロールを正常に維持すると認めています。

ビールの健康効果は本物のようです。

「プリン体」が気になったら、ビールはNG？

「プリン体」の正体

ビールといえば、「プリン体が……」と気にする人が多いですね。いったいプリン体とは何なのでしょうか。

プリン体とは、アルコールのうまみ成分で、アミノ酸に含まれるアデニンやグアニン塩基を指します。

プリン体は体内で代謝されると尿酸に変わります。痛風は尿酸の結晶が足の指付近に溜まって起こる炎症ですから、**プリン体は痛風の間接的な原因**といえます。

通常、痛風発作は血清尿酸値が7・0mg／dlを超える状態が約5年以上続いたときに起こるとされています。痛風発作は激痛をともない、繰り返し起こります。そのつらさは経験した人でないとわからないものです。

ビールに含まれるプリン体は、食品のなかでは少ないほう!?

ビールに含まれるプリン体は100グラムあたり6～11ミリグラムです。500mlのビールを飲むと、約50ミリグラムのプリン体を摂取することになります。確かに他の酒類に比べると高い値といえます。

しかし、**食品全体のなかでは、決して多いとはいえません。**

たとえば、鶏レバーやイワシの干物、あん肝、干し椎茸には、100グラムあたり300ミリグラム以上のプリン体が含まれています。その他、うなぎ、豚ロース、プレスハム、ほうれん草、カリフラワーにも200ミリグラム以上含有されています。

また、体内でも1日に約500ミリグラムの尿酸がつくられます。食品として摂取される100ミリグラムと足して、増える尿酸が600ミリグラム。そして、ほぼ同じ量の尿酸が、尿と汗として排出されます。

痛風を防ぐためには、代謝をよくして尿酸をしっかり排出することが重要です。そのためには、規則正しい生活とバランスの取れた食事、そして運動が重要となります。

日本酒に含まれるアミノ酸がさまざまな健康効果を約束する

免疫力アップ、脳活性化にも効果あり

人間の体にはたんぱく質が欠かせません。筋肉、血管、骨、神経、ホルモンなど、大切なパーツのほとんどは、たんぱく質でできているからです。

たんぱく質を構成している物質がアミノ酸です。アミノ酸は約20種類あり、そのうちの9種類は体の中でつくることができない必須アミノ酸です。

アミノ酸にはそれぞれ異なる健康効果があり、すべてをバランスよく摂ることが理想とされています。一般的な食材では、肉類、卵、大豆などにいろいろなアミノ酸が含まれています。

日本酒に含まれるアミノ酸と健康効果 (mg/100ml)

アラニン	41	肝臓のエネルギー源
アルギニン	28	血管の正常な機能、免疫力
アスパラギン酸	27	疲労回復、即効力のあるエネルギー源
シスチン	30	シミ・そばかすの抑制
グルタミン酸	33	脳の活性化、即効性のあるエネルギー源
グリシン	15	睡眠改善、色素成分の生産
ヒスチジン	6	貧血改善、成長促進
イソロイシン	11	筋肉の発達、肝機能向上
ロイシン	15	筋肉の発達、肝機能向上
リジン	13	カルシウムの吸収を促進、疲労回復
フェニルアラニン	10	気持ちを落ち着かせる、記憶力向上
プロリン	26	コラーゲンの主原料
セリン	9	リン脂質やグリセリン酸生産、睡眠改善
スレオニン	5	肝機能向上、美肌効果
チロシン	10	抗ストレス作用
バリン	12	筋肉の発達、肝機能向上

あいち産業科学技術総合センター食品工業技術センター

アミノ酸を補うサプリも人気ですが、できれば食品から十分に摂りたいものです。

日本酒100mlには、200~500mgのアミノ酸が含まれています。特に純米酒に多いことがわかっています。

日本酒に多く含まれるアミノ酸には、**免疫力をアップする**アルギニン、**脳を活性化する**グルタミン酸、**筋肉を発達させる**ロイシン、皮膚を構成する**コラーゲンの元となる**プロリンなどが挙げられます。

また、アミノ酸をしっかりと摂取す

ることで、**心臓病、骨粗しょう症、認知症**など重大な病気の発症を抑えられるという研究も発表されています。さらに、体温を保持し、**冷え性**を予防する効果もわかっています。

次々と実証されている、日本酒のがん予防効果

日本酒のがん予防効果を実証した研究を紹介しましょう。

まず、日本酒100mlを2・5mlに減圧濃縮した液体をつくり、それを5段階の濃度に希釈しました。その試料を膀胱がん、前立腺がん、子宮がんの細胞に加え、24時間培養してみると、一番濃い試料（64倍）では90％のがん細胞が死滅したというのです。128倍に薄めた試料では、死滅率50％でした。

このことから、研究者は**日本酒にはがん細胞を抑えるパワーがある**と結論づけてい

ます。

秋田大学医学部は、**日本酒の放射線防護作用**について興味深い実験を行なっています。

マウスを3つのグループに分け、それぞれ純米酒、エタノール、生理食塩水を投与します。その後、すべてのマウスに通常は15日で半数が死亡する放射線を照射しました。すると、生理食塩水を与えたマウスが26日目ですべて死んだのに対して、純米酒を与えたマウスは30日後でも80％が生きていたのです。

なお、エタノールを与えたマウスも60％が生き残り、日本酒以外のお酒にも放射線防護作用があることがわかりました。

本格芋焼酎を飲んで脳梗塞のリスクを撃退

血栓を溶かす物質を活性化

動脈硬化は脳梗塞、心筋梗塞、糖尿病など、重篤な血管病の初期に起こる障害です。動脈硬化によって血液の流れが悪くなり、血管が詰まったり切れたりするのです。

この憎き**動脈硬化を焼酎が防ぐ**という、うれしい話を紹介しましょう。

動脈硬化は血管の内壁が傷つき、そこに悪玉コレステロールなどが入り込むことでコブができる現象です。

コブができただけでも血流は悪くなりますが、コブが傷ついて出血を起こすと、そこに血小板が集まってかさぶたをつくります。これが血栓と呼ばれるものです。血栓は血流に晒されるうちに剥がれて飛んでいくことがあります。その破片が脳の細い血管を塞ぐと脳梗塞が起こるのです。

こうした事態を防ぐために、血管の内皮細胞から**ウロキナーゼ**という物質が出て、血栓を溶かすことがわかっています。また、同じく血管の内皮細胞から分泌される**t－PA**（組織プラスミノーゲン活性化因子）も同様の働きをします。

近年、わかってきたのが、**焼酎にウロキナーゼやt－PAを活性化させるパワーがある**ということです。焼酎を飲んで脳梗塞を予防できるとは、これほどうれしいことはありませんね。

おもしろいことに、**焼酎の香りを嗅ぐだけでも同じ効果がある**そうです。アロマ代わりに枕元に焼酎を置くのもいいかもしれません。

私も赤霧島、黒霧島で知られる霧島酒造、さらには順天堂大学と一緒に、焼酎を飲んだ際の血流について実験をしたことがあります。その実験でも、焼酎が血流を改善するという結論を得ることができました。

芋焼酎は糖質ゼロ！
「25度の芋焼酎の水割り2杯」がおすすめ

55ページで、焼酎には乙類と甲類の2種類があることを解説しました。単式蒸留機を使用して本格的に製造するのが乙類、連続蒸留機で効率よく安価につくるのが甲類でしたね。**血栓を溶かす効果があるのは乙類だけ**ですので、注意が必要です。特に**芋焼酎**と**泡盛**のパワーが秀でていることもわかってきました。

「芋が原料だと糖質が多いのでは」という質問を受けますが、**すべての蒸留酒は糖質ゼロ**です。安心して楽しんでください。

また、乙類の焼酎には、**善玉コレステロールを増やす働き**もあります。善玉コレステロールが増えると、動脈硬化のリスクが低減します。血栓溶解作用とダブルで脳梗塞を防いでくれるのです。焼酎のいい効果は、「純アルコール量30グラムで最も高くなる」という報告もあります。**25度の芋焼酎、水割り2杯程度**が相当します。

芋焼酎のホッピー割りは、健康的な組み合わせ

ノンアルコール「ホッピー」の栄養素

焼酎を飲むときにホッピーで割っている人も多いでしょう。独特の苦味とさわやかな炭酸が焼酎の味を引き立ててくれます。

ホッピーは1948年に誕生した歴史のある飲料です。庶民の味というイメージがありますが、原料にカナダ産の二条麦とドイツ産の厳選したホップを使う本格派で、製法もビールとほぼ同じです。通常のホッピーと黒ホッピーの違いは、原料が淡色麦芽か濃色麦芽かの違いだそうです。

ビールの解説ページで説明したとおり、ホップ由来のビタミンB1、B2、アミノ

酸、ニコチン酸、葉酸、ミネラルがたっぷりと含まれています。ビールと違うのは、アルコール度数が0・8%と低いことです。

しかも、プリン体はゼロ、低糖質とくれば、健康的な飲み物と考えていいでしょう。

「ナカ」の焼酎は、本格芋焼酎で

焼酎をホッピーで割るときに気をつけたいのは、中身の焼酎のほうです。居酒屋では焼酎を「ナカ」、ホッピーを「ソト」と呼びますが、通常、ナカには安価で無味無臭の甲類が使われます。せっかく健康効果が期待できるホッピーで割るのに、もったいないですね。

できれば、**血栓を溶かす力のある本格芋焼酎とホッピーの組み合わせ**で楽しみたいものです。

ホッピーの楽しみ方は、焼酎を割るだけではありません。ジンやウオッカなど、他の蒸留酒との相性もいいようです。

また、ストレートで飲むのもおすすめです。どんな料理にもよく合いますので、試してみてください。

なお、日本の酒税法では、含有アルコール1%未満はアルコールに分類されません。したがって、ホッピーはノンアルコールとなります。

赤ワインのポリフェノールが体の酸化を防ぐ

植物の免疫力「ポリフェノール」

植物は地面に根を張って生活します。自分の力で移動して、虫や紫外線から逃れることはできません。

ポリフェノールは、植物が自らの体を守るために持つ成分で、いわば免疫力のようなものと考えられます。最近では「フィトケミカル」という呼び方も一般的になってきました。

ポリフェノールを持つ食品といえば、赤ワインがすぐに思い浮かびますね。赤紫色の液体には質のいいポリフェノールが多く含まれ、その健康効果は広く認められています。

赤ワインのポリフェノールには、特に**強い抗酸化作用**があります。血管が老化するのは、酸化が起こるからです。赤ワインの力を借りて酸化を防げば、しなやかで若々しい血管を維持することができます。

なぜ白ワインより赤ワインのほうが効果的なのか？

赤ワインの健康効果が発見されたのは、1990年代のことでした。

フランス人は肉や乳脂肪をたくさん摂っているにもかかわらず、心臓病の患者が少ないことが注目されました。そして、その理由として、**赤ワインを飲む人が多い**ことがクローズアップされたのです。この研究は「フレンチパラドックス」と呼ばれ、世界中に知られました。

赤ワインばかりが取り上げられますが、白ワインにはポリフェノールが含まれていないのでしょうか？

赤ワインと白ワインの違いは、醸造方法にあります。赤ワインは収穫したブドウを皮ごと発酵させるのに対して、白ワインは初期の段階で皮を取り除いてしまいます。赤ワインの濃い色は、ブドウの皮に由来しているのです。**ブドウのポリフェノールは皮の部分に多く含まれています**。したがって、**白ワインよりも赤ワインにポリフェノールが多い**というわけなのです。

しかし、白ワインにポリフェノールがまったくないわけではありません。食事に合わせて白を選ぶ楽しみは大切にしてください。

ワイン以外の優良ポリフェノール食材

ワイン以外にも優良なポリフェノールを含む食材を挙げておきましょう。

ブルーベリーに多いアントシアニンは、視力回復効果でよく知られています。ブルーベリー以外にも、**ナス**、**紫キャベツ**、**紫イモ**など、紫色の食材に認められます。**日本茶**に含まれるカテキンもポリフェノールの一種です。血圧低下、動脈硬化予防、美肌効果などが期待できます。お酒を飲んだ後には日本茶がおすすめです。

大豆に多いのがイソフラボンです。**納豆**や**冷奴**、**厚揚げ**、**枝豆**など、大豆を使ったつまみは常に摂りたいものです。その他、**コーヒー**のクロロゲン酸、**そば**や**クランベリー**に含まれるルチンなども優秀なポリフェノールです。

ワインに合う健康的な「つまみ」リスト

食物繊維、オメガ3脂肪酸などがたっぷりの「ナッツ類」

赤ワインの話が出たところで、ワインに合うつまみについても考えてみましょう。
まず、紹介したいのは**ナッツ類**です。
アーモンドが持つビタミンEには抗酸化作用があり、アンチエイジングに効果があるとされています。食感から感じられるとおり、食物繊維も豊富です。アルコールの吸収をスローダウンしてくれます。
クルミには動脈硬化を防ぐオメガ3脂肪酸がたっぷりと含まれています。クルミの重量の約7割は優良な脂質なのです。コレステロールや中性脂肪をコントロールする力もあります。

その他、オレイン酸が多い**カシューナッツ**や**ピーナッツ**、塩分を排出するカリウムが豊富な**ピスタチオ**など、ナッツ類はどれも優秀です。ミックスナッツをポリポリ食べれば、さらに健康的にワインを楽しめます。

血糖値を下げる「高カカオ・チョコ」、軽度認知障害の予防効果がある「カマンベールチーズ」

すでに紹介した高カカオ・チョコレートの**カカオ・ポリフェノールが持つ抗酸化作用**は特筆ものです。その威力は赤ワインを大きく凌ぐといわれています。

しかも、**血圧を下げる**、**血糖値を下げる**、**中性脂肪値を下げる**、**自律神経を安定させる**など、ミラクルな働きをしてくれるのです。

カカオ分70％以上の高カカオ・チョコレートも、ぜひワインのつまみに加えてください。

桜美林大学と東京都長寿医療センターは、**カマンベールチーズが血中脳由来神経栄養因子（BDNF）を上昇させる**との研究結果を発表しています。BDNFが増えると、軽度認知障害の予防に効果があることがわかっています。

赤ワインと一緒に、ナッツ、チョコ、チーズを食べれば完璧です。

薬用酒が起源の蒸留酒「ジン」

さまざまな植物が使われているお酒

ジンの独特な香りが好きだという左党も多いと思います。ストレートやロックのほか、カクテルのベースとしても人気があります。

ジンは大麦、ライ麦、ジャガイモなどを発酵させ、**ジュニパーベリー**という植物で香りをつけた蒸留酒を指します。ジュニパーベリーとは、西洋杜松《ねず》という針葉樹の実です。スパイシーな香りが特徴で、ジンの風味のベースになっています。

ジュニパーベリーには、**リラックス効果**、**デトックス効果**が認められ、イギリスではハーブティーにも用いられています。

蒸留酒の種類と原料

お酒	原料
アクアビット	じゃがいも
泡盛	米
ウイスキー	大麦、小麦、ライ麦
ウオッカ	ライ麦、グレーン、じゃがいも、フルーツ
焼酎	米、麦、サツマイモ、黒糖、そば
ジン	大麦、ライ麦、じゃがいも
テキーラ	リュウゼツラン
ブランデー	果実酒
アルマニャック	ブドウ
カルヴァドス	リンゴ
グラッパ	ブドウの搾かす
コニャック	ブドウ
ラム	サトウキビ
バーボン	サトウキビ

ジンといえばイギリスを思い浮かべますが、実は**オランダの医者が熱病対策につくった薬用酒が起源**です。現代のジンに比べると雑味が強く、ジュニエーヴルと呼ばれていました。今でも、現地ではジュネヴァの名で親しまれています。

17世紀にジュニエーヴルがイギリスに渡り、洗練された味に生まれ変わったのが、お馴染みのドライ・ジンというわけです。

エールビールと同様、ジンは醸造過程でいろいろなハーブで香りをつけます。ジュニパーベリーの他、アニス、アンジェリカ、キャラウェイ、シナモン、レモンピール、ライムなどで、これらの素材は「ボタニカル」と呼ばれます。ボタニカルのブレンドは、メーカー各社の腕の見せどころです。

蒸留酒とその原料を整理してみると、実にいろいろなものからお酒がつくられていることがわかります。そして、それぞれに**健康にいい成分が含まれている**ことが想像できます。

お酒の糖質やカロリーが気になる人へのアドバイス

蒸留酒の糖質はすべてゼロ

お酒の糖質やカロリーを気にする人がいます。「お酒の飲み過ぎで太った」という話もよく聞きます。果たして、お酒のカロリーはそれほど高いのでしょうか。

比較がしやすいように、純アルコール量20グラムあたりに換算してカロリーと糖質を比較してみました。

ビール、日本酒、赤ワインのカロリーが１６０〜２１０キロカロリー、焼酎とウイスキーは約１００キロカロリーでした。

こうしてみると、**蒸留酒のほうがカロリー控えめ**であることがわかります。また、

純アルコール量20グラムあたりのカロリーと糖質

お酒	カロリー（kcal）	糖質(g)
ビール	216	16.8
日本酒	196	5.8
赤ワイン	161	3.2
焼酎	102	0
ウイスキー	142	0

参考：『薬になるお酒の飲み方』（日本文芸社）

蒸留酒の糖質はすべてゼロです。

ちなみにご飯一膳のカロリーは240キロカロリーです。ビール500ml（純アルコール量20グラム）がそれとほぼ同じと考えると、太りそうな気がしますね。

しかし、**アルコールのエネルギーは、多くが熱量として放出される**ことがわかっています。そのため、体内に蓄積されにくいともいわれています。確かに、お酒を飲むと体が温かくなりますね。

また、「お酒を飲んで太るのは、ついたくさん食べてしまうから」という説もあります。どちらももっともな考え方ですね。要するに、気にするかどうかです。

どうしても気になる人は、「ゼロ」商品を

近年、カロリーゼロ、糖質ゼロというお酒が増えています。

日本酒やビールは、米や麦の糖を原料としています。**「その糖質を本当にゼロにできるのか」**と疑問に思う人もいるでしょう。

実はその秘密は、**糖を分解する酵母**にあります。

糖を食べ残さない、優秀な酵母を育てることで、お酒の中の糖質が限りなくゼロに近くなるのです。

具体的には、一般の日本酒100mlあたりの糖質5グラムに対して、糖質ゼロの商品では0・5グラムになっています。あなたの口に合う商品を探してみるのもいいでしょう。

女性のための「お酒の飲み方」講座

「お酒は百薬の長」を支持する医学界の変化

ここまで、「適量のお酒が健康にいい」という話をたっぷりとしてきました。これからは遠慮せずに飲むことができそうですね。

実際に、専門医が集まる日本肝臓学会では、アルコールに関する部署が廃止されました。**お酒の質もよくなり、アルコールで肝臓を壊す人が減った**ことの表れです。

日本高血圧学会でも指導方針が変わってきています。以前は血圧が高い人には、一様にお酒を控えるように指導していましたが、今では**生活習慣を守れる人には、適量**

のお酒をすすめています。適量のお酒は血圧を下げ、逆に我慢するストレスが血圧を上げることが明確になったからです。

糖尿病についても、お酒に対する考え方が変わってきました。

かつてはお酒の糖質が糖尿病を助長すると思われていましたが、近年は日本酒に含まれるインスリン様の物質が血糖値を下げると考えられています。

このように、**「お酒は百薬の長」を支持する研究が続々と発表されています。**酒好きにはうれしい限りですが、それも「適量」あってのことと肝に銘じてください。過度な飲酒を続けていると、健康を害することは間違いありません。

女性は、男性の8掛けがベター

最近は女性の酒好きが増えています。この章の最後に女性への注意をまとめておくことにします。

一般的に**女性は男性に比べて体が小さいため、肝臓も小さくアルコールの処理能力に劣る**と考えられています。また、**体脂肪が多い分だけ保有する水分が少ないため、血中アルコール濃度が高くなる**傾向があります。

本書では、1日あたりの純アルコール量を20（理想）～40（許容）グラムとしていますが、**女性の場合はその8割くらい**と覚えておいたほうがいいでしょう。

すでにご存じかと思いますが、**妊娠中の女性は、アルコールの影響が胎児に及ぶ恐れ**があることを知っておいてください。

母親の胎盤を通して胎児の脳や体にアルコールが届くのです。妊娠の可能性があるとわかったら、すぐに飲酒を控えるべきです。

また、アルコールの影響は母乳から乳幼児へと伝わります。**授乳期も禁酒を継続する必要があります。**

1984年と2003年のデータを比べると、女性のアルコール依存者が2倍以上に増加しています。その傾向は20代から60代まで全世代にわたっています。

これは、女性の社会進出など、社会の仕組みが変わったことが大きな要因でしょう。すでに指摘したように、女性のほうがアルコールの悪影響を受けやすいことも関係がありそうです。

より節度を守った飲み方を心がけるようにしてください。

第3章

パフォーマンスのいい肝臓をつくる食事と生活習慣

全世代で糖質を摂り過ぎの日本人

お酒以外の原因で、肝臓を悪くしている

お酒をおいしく健康的に飲むためには、いうまでもなく、肝臓が元気に働くことが重要です。

かつては、肝臓を壊す原因はお酒の飲み過ぎか、ウイルス性肝炎と相場が決まっていました。当時はお酒の質が悪く喫煙率も高かったため、お酒が肝臓に与える影響も大きかったのです。**今ではお酒だけで肝臓を患う人は少なくなっています。**

また、2015年にC型肝炎を治療する画期的な経口薬が登場してからは、ウイルス性肝炎で苦しむ人も激減しました。

それにもかかわらず、肝臓の病気は増えています。肝機能障害の初期の段階である脂肪肝の人が3000万人いるといわれているのです。

お酒でもない、ウイルスでもない。なぜ、それほど多くの人が肝臓を悪くするのでしょうか。

現代社会において、肝機能障害の最大の原因は、ズバリ**「糖質の摂り過ぎ」**です。糖質とは、ご飯、麺類、パン、くだもの、清涼飲料水、ジャンクフードなどです。

「そうかなぁ、オレはそれほど糖質をたくさん摂っていないけど……」という人も多いでしょう。

ところが、**日本人は平均で1日320・23グラムも糖質を摂っている**ことがわかっているのです。男性の基準値が250グラム、女性の基準値が200グラムですから、実に**2割から3割も糖質過多**なのです。これは20歳代から60歳代まで、男女にかかわらず、すべての年代に共通しています。

中年の女性は糖質をあまり摂っていない印象がありますが、なんと1日平均41

1日の糖質摂取量

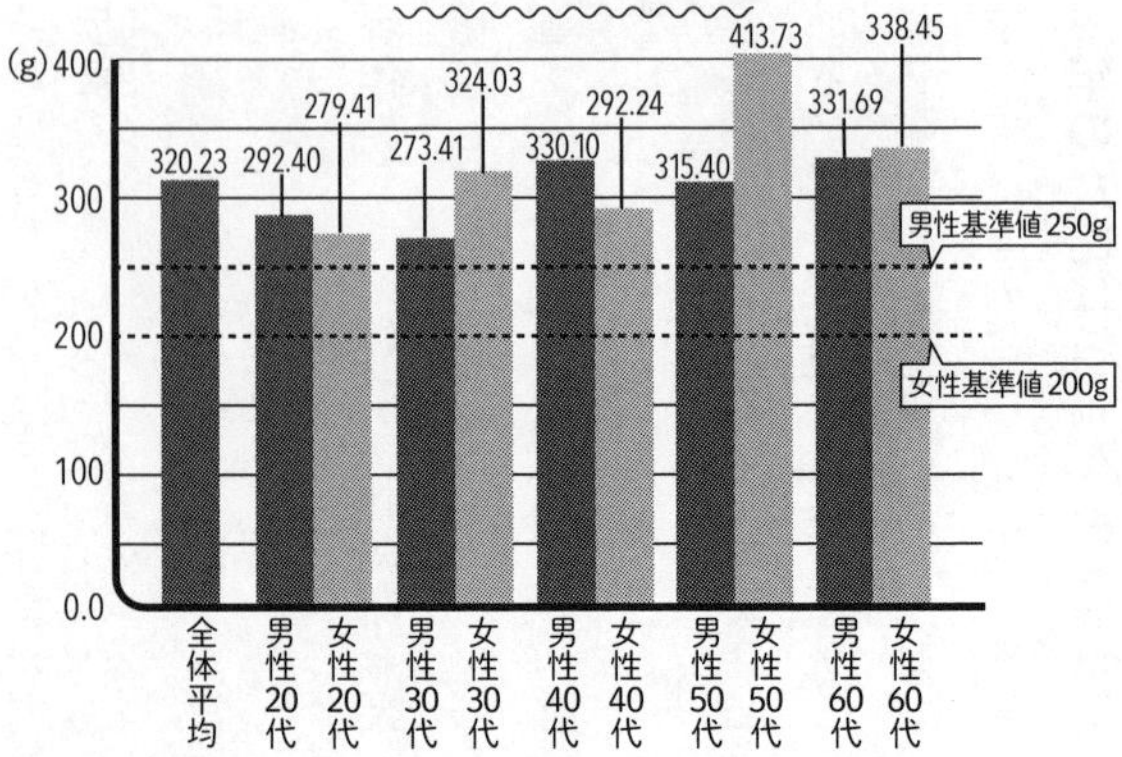

参考：栗原毅・サッポロビール株式会社「食習慣と糖に関する20〜60代男女1000人の実態調査」（2015年）より

3・73グラム！　**基準値の2倍以上も摂取**しています。

これは危機的状況といえます。

糖代謝で大忙しな肝臓

ご飯などの炭水化物を摂ると、消化されてブドウ糖に変わります。そして、主に小腸で吸収されて肝臓に運ばれます。肝臓はエネルギーが必要な器官にブドウ糖を供給するとともに、余分なブドウ糖をグリコーゲンや中性脂肪に変えて保存します。この働きを「糖代謝」といいます。

糖質が多い食事をしていると、肝臓は糖代謝に追われます。そして、次第に脂肪が溜まっていきます。

どんどん糖質を摂って、どんどんお酒を飲むと、肝臓は糖代謝とアルコール代謝で大忙しになります。

「両方ともしっかりやれ！」というのは、肝臓にとって酷な話なのです。

肝臓に脂肪が溜まると脂肪肝、肝機能が衰えてくると肝炎

中性脂肪の本来の役割

糖質は人間が生きていくために欠かせないエネルギー源です。もし、十分な糖質が摂取できないとすると、人間は生命を維持できなくなります。そのため、人間には糖質を中性脂肪に変えて蓄える機能が備わっているのです。

数十万年に及ぶ人類の歴史は飢餓との戦いでした。私たちの先祖は日々の食糧を探しながら生き延びてきました。食べ物の心配をする必要がなくなったのは、わずか100年前のことです。

人々は食事を摂り過ぎて、体に脂肪を溜めるようになりました。**健康な肝臓の脂肪**

は3～5％ですが、30％を超える脂肪肝が急増しているのです。エコー検査で脂肪肝の肝臓を見ると、きれいな銀色に輝いています。まさにフォアグラのようです。

中性脂肪が増えると、どうなるのか？

脂肪が増えた肝細胞は炎症を起こし、やがて壊死します。壊れた細胞からは、ALTとASTというたんぱく質の代謝にかかわる酵素が血液中に漏れ始めます。ALTとASTが増えていくと、肝臓の炎症が進行していると考えられます。

つまり、脂肪が増え始めた状態が**「脂肪肝」**、炎症を起こして機能が低下した状態が**「肝炎」**というわけです。アルコールが関係しない肝障害を、特に**「非アルコール性脂肪肝炎」**（NASH）と呼んでいます。

肝臓に加えられる脂肪には限度があるため、一定の量を超えると中性脂肪は血液中

に流れ出します。そして、体の中の脂肪細胞に溜まっていきます。脂肪細胞は腸の周辺に多いため、お腹がぽっこりと張り出してきます。これが**「内臓脂肪」**です。
肥満体型になったら、肝機能が低下している可能性が高いといえます。それはアルコール分解の力が落ちていることを表しています。

まずは「麺類のランチ」を減らす──糖質との上手な付き合い方①

「週2、3回以上」麺類を食べる人が60％という衝撃

私たちの食生活を見渡すと、いかに糖質に囲まれているか気がつきます。

繁華街に軒を並べる飲食店を見てみましょう。必ず2、3軒あるのがラーメン店です。味噌ラーメン、しょうゆラーメン、家系《いえけい》、つけ麺、豚骨、白湯《ぱいたん》、激辛とバリエーションも豊富です。日本人のラーメン好きは異常なほどです。

最近、ランチタイムに多いのが、ご飯無料サービスですね。濃い味つけのラーメンと一緒に食べる白いご飯は、さぞやおいしいことでしょう。

人気ラーメンチェーン「幸楽苑」の味噌ラーメンの糖質は101・3グラムと公表されています。ご飯一膳の糖質は55グラムですから、合わせて156・3グラムとなります。**男性の1日の糖質基準量は250グラム、女性200グラム**です。ラーメン&ライスの昼食だけで基準値に迫ってしまいました。

麺類を提供する外食店は、他にもたくさんあります。パスタ、うどん、焼きそば、立ち喰いそばなど、選り取りみどりです。

また、コンビニにはカップ麺、スーパーにはレトルト麺が棚にぎっしりと並んでいます。手軽でおいしい麺類が、私たちを常に誘惑しています。

青山ハッピー研究所が20歳以上の男女3228人を対象に行なった調査によると、「週に4回以上」麺を食べると回答した人が16・3%もいました。「週2〜3回」を加えると、実に約60%。

糖質の多くを麺から摂っている実態を証明するデータといえます。50歳代女性の糖質摂取量が多いというデータを紹介しましたが、**麺類の昼食が糖質過多に〝貢献して**

あなたが麺類を食べる頻度は？

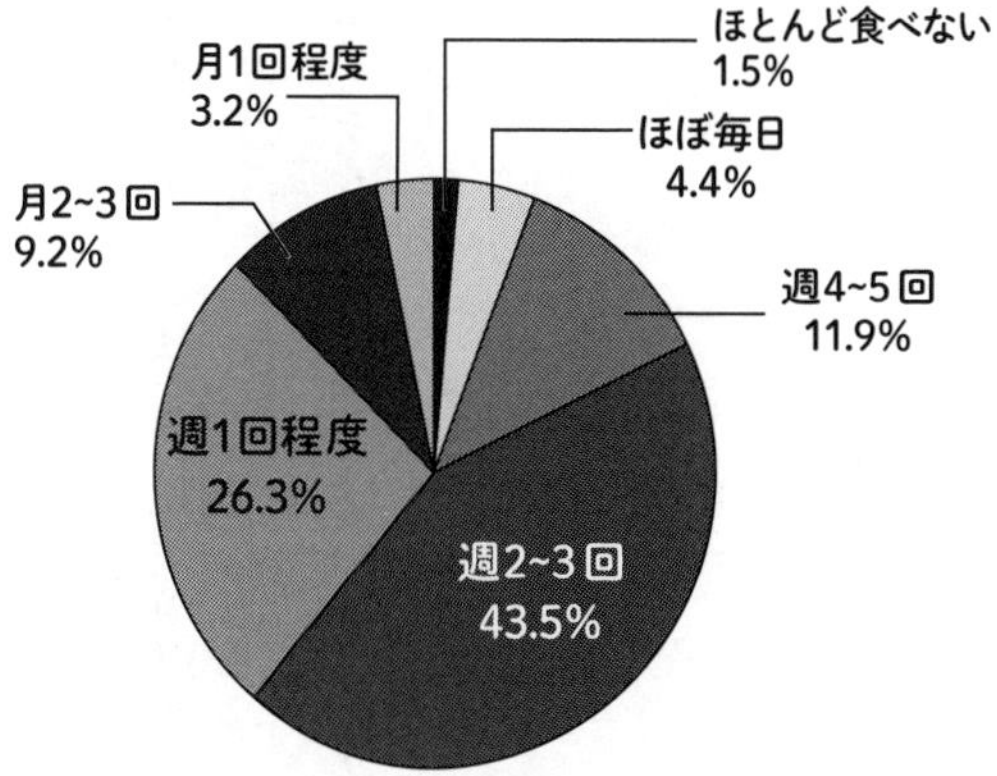

「青山ハッピー研究所」が20歳以上の男女3228人を対象に行なった調査

いる〟と考えられます。

麺類は早食いになる

麺類は早食いになりやすいという悪い特徴もあります。昼時の立ち喰いそばは、まるで競争をしているような勢いです。

アルコールの吸収が早いと肝臓に負担がかかったのと同様に、**糖質の吸収も早いのはいけません**。そばをツルツルと飲み込み、お稲荷さんを頬ばっている姿を見ると、思わず止めに入りたくなります。

麺に他の糖質が加わると、さらに強烈です。

焼きそばパンは、昔懐かしい昭和の味ですね。食糧が少なかった時代の産物とはいえ、今考えれば、強引な食べ物です。広島名物のモダン焼きは、焼きそばが入ったお好み焼きです。これぞ、現代の焼きそばパンです。甘いソースをかけたら、糖質量は相当なものになります。

先日、テレビのグルメ番組でスパゲティ・ピザという料理を紹介していました。これはイタリア版ですね。とてもおいしそうな気がしますが、敬遠するのが賢明です。

肝臓専門医がやっている牛丼店との付き合い方——糖質との上手な付き合い方②

丼もののご飯は糖質1・7倍

丼ものを提供する店も繁華街で目立つようになりました。以前は牛丼店くらいでしたが、海鮮丼、天丼、カツ丼、豚丼、親子丼など、ひとつのメニューに特化した店が増えています。これも「安くて手軽」を求めるニーズの現れでしょうか。

丼もので気をつけたいのが、ご飯の量です。茶碗1膳のご飯は150グラムが一般的ですが、吉野家の並盛りのご飯は260グラムもあります。1・7倍以上ですね。ちなみに、大盛りは320グラムです。

糖質に換算すると、茶碗1膳が55グラム、牛丼並盛りが95グラム、大盛りが117

グラムとなります。

私も牛丼店を時々利用しますが、**ご飯は食べずに「牛肉」の部分だけ食べて帰ってきます**。これなら糖質はほぼゼロです。

でも、ご飯をまったく食べないのは物足りないですね。ですから、**せめて、ご飯を残すように心がけてください**。あるいは「ご飯、少なめ」と注文しましょう。定食屋、ファミリーレストランでも同じようにしてください。

コンビニの「ポテサラサンド」も要注意

コンビニで昼食を済ませるという人も多いでしょう。おにぎり、菓子パン、中華まん、麺類と、ここにも糖質がいっぱいです。特に菓子パンは、パン＋甘い具材ですから要注意です。優しそうな顔をしていますが、メロンパンも糖質が特別に多い食品です。

サンドイッチならいいだろうと思いがちですが、**ポテサラサンド、フルーツサンドはダブル糖質**です。

したがって、サンドイッチならレタス、卵、ハムなどがおすすめです。食物繊維が多い黒いパンを使っていれば、さらにいいでしょう。

ランチのお供は、お茶か水にする——糖質との上手な付き合い方③

清涼飲料水は糖質の塊

糖質が多い食品のトップに挙がるのが、清涼飲料水です。

アメリカ人の肥満は深刻ですが、その大きな原因は清涼飲料水と考えられています。ハンバーガー店ではフライドポテトを頬張りながら、巨大なコップでコーラを飲んでいます。スーパーではコーラのボトルをケース買い。この姿を見ると、驚きを通り越して呆れるばかりです。

しかし、他人のことばかりいってはいられません。**日本の清涼飲料水の消費量も多過ぎる**と感じています。

「野菜ジュース」も要注意アイテム

代表的な清涼飲料水に含まれる糖質は次のとおりです。

◎コーラ……30グラム
◎缶コーヒー……26グラム
◎スポーツドリンク……20グラム
◎野菜ジュース……15グラム

このデータを見て、ちょっと驚いたことがあるかもしれません。

そう、野菜ジュースです。野菜ジュースは健康志向ですが、野菜だけでつくるとおいしくないのだそうです。**健康的な商品を売るために甘味料を足すのは、本末転倒の**ような気がします。

缶コーヒーもコーラ並みに糖質が多い飲み物です。

コンビニ・ランチのお供はお茶か水にしましょう。どちらも糖質はゼロです。

近年、問題になっているのが子どもたちの糖尿病です。そんな歳から糖尿病になってしまったら、合併症で悲惨な人生になるのは明らかです。

その要因は、清涼飲料水、ジャンクフード、そして運動不足です。まさに生活習慣病ですね。親がしっかりと指導してあげる必要があります。

お酒とフルーツを一緒に摂ってはいけない

フルーツに含まれる「果糖」は吸収が早い

糖質は、分子構造によって3つの種類に分類できます。

◎単糖類……ブドウ糖、**果糖**
◎二糖類……砂糖、乳糖、麦芽糖
◎多糖類……でんぷん

単糖類は最も単純な構造を持つ糖質で、分解される必要がないため、すばやく吸収

されます。

二糖類は次に単純な形で、砂糖や牛乳に含まれる乳糖などがあります。

多糖類は芋類、穀類などが持つ複雑な構造の糖質です。体内に吸収するためにはブドウ糖に分解する必要があるため、時間がかかります。

注目してほしいのは、単糖類に入っている果糖です。これは、その名のとおりフルーツに含まれる糖質です。これ以上、分解する必要がないので、**腸に入ると瞬時に吸収されてしまいます。そして、すばやく血糖値を上げる**のです。

フルーツの美容・健康神話にダマされるな

「フルーツが美容と健康にいい」という神話はなかなか崩れません。

なかには、**寝る前にフルーツを食べる**という人もいます。それこそ肝臓に糖代謝を迫る残酷な行為といえます。

フルーツに含まれる糖質は、意外と多い

食品（1個あたり）	糖質（g）	たんぱく質(g)
バナナ	28.2	0
ミカン	8.8	0
リンゴ	39	0
グレープフルーツ	25.8	0
カキ	33.8	0
ブドウ（1房）	18.1	0
モモ	21.2	0

参考：『つまり結局､何を食べればイイですか？』栗原毅（アントレックス）

近年、スムージーが人気です。フルーツや野菜をジューサーにかけた飲み物ですね。**スムージーファンは健康にいいと考えているのでしょうが、実は悪玉飲料**です。素材のフルーツに砂糖などの甘味を加え、食物繊維を切り刻むと、**糖質の吸収が究極に高い**ものが出来上がります。

市販のフルーツジュースも同様です。フルーツをジュースに加工する際に、食物繊維などの固形物を除去しています。さらに飲みやすくするために甘味を加えるのですから、糖質の塊といえます。

レモンサワー3杯で、ご飯1膳以上の糖質

居酒屋で人気の果汁サワーにも気をつけてください。

焼酎は、本来、糖質ゼロですが、果汁サワーで割ることで糖質が加わります。

レモンサワーは、焼酎、レモン、ガムシロップ、炭酸でつくります。**レモンとガムシロップには、当然、糖質が含まれます**。

ある調査によると、レモンサワー1杯の糖質は約20グラムだそうです。3杯飲むと、ご飯1膳以上の糖質を摂ることになります。**アルコールと糖質を一緒に摂るのは厳禁**でしたね。よく思い出してください。糖代謝とアルコール分解を同時にやらせるという、肝臓に対するパワハラ行為です。

スナックやバーでフルーツをつまみにウイスキーを飲むのも、同様にNGです。

フルーツを食べるなら朝食がおすすめです。すぐに吸収されてエネルギーに変わるので、元気が出ます。テニス選手もインターバルにバナナを食べていますね。

気軽に始める「糖質ちょいオフ」生活

糖代謝の仕事を減らして、アルコール代謝に専念させてあげる

糖質とアルコールは肝臓という同じ工場で処理されます。したがって、糖質を減らせば、アルコールが効率よく代謝されるのです。

まずは、この理論をしっかりと理解してください。逆に**糖代謝の仕事が多いと、肝臓に余力がなくなり、アルコール代謝が低下してしまう**のです。つまり、肝臓に負担をかける、悪いお酒の飲み方になるわけです。

「糖質制限」と聞くと暗い気持ちになりますが、深刻に考える必要はありません。そ

もそも自分が何グラムの糖質を摂っているかなど、正確に計算するのは不可能です。計算することがストレスになっては、元も子もありません。

「ちょっとだけ減らす」という軽い気持ちで取り組んでいただきたいと思っています。**意識と知識だけで、糖質は減る**ものです。

私はこれを「糖質ちょいオフ」と呼んでいます。

「糖質ちょいオフ」生活の実践法

まず、実践してほしいのは、**ご飯を1割程度減らす**ことです。

「え？　1割でいいの？」と思うかもしれませんが、それで十分です。

外食のときには、ご飯を10分の1だけ残す。あるいは、「ご飯少なめね」とオーダーしましょう。

その他にも、

糖質ちょいオフ10か条

【第1条】	ご飯を1割減らす
【第2条】	たんぱく質の多い食事を選ぶ
【第3条】	麺類のランチは週に1回にする
【第4条】	ポテト、コーン系のお菓子はやめ、高カカオ・チョコレートにする
【第5条】	コーラ、缶コーヒーはやめて、お茶か水にする
【第6条】	ご飯から手をつけない
【第7条】	コンビニのおにぎり、菓子パン、麺類はやめる
【第8条】	フルーツをあまり食べない
【第9条】	ストロング缶、サワー酎ハイはやめる
【第10条】	夜遅い時間の食事は控える

「無料の大盛りライスは並盛りに変更」
「丼ものの頻度を減らす」
「ラーメン店のサービスライスは辞退」
など、できることは多いはずです。

家の茶碗をひと回り小さくするのも有効です。そのときに気に入ったデザインを選んで新調すると、侘《わび》しさを感じなくて済みます。

麺類の昼食は週に1回程度にしましょう。

ラーメン、そば、うどん、スパゲティなどは、糖質が多い食べ物です。週に3回以上食べると、どうしても糖質が過剰になってしまいます。

糖質の吸収を「ちょいオフ」する秘策

糖質の吸収を「ちょいオフ」するためには、**食べる順序に気を配る**ことが有効です。焼き魚定食を注文したときには、いくらお腹が空いていても、ご飯から箸をつけないようにします。まず、小皿のつけ合わせやサラダを食べ、次に魚にかかります。そして、**胃に食べ物が入ったところでご飯**にいきましょう。これだけで血糖値の急上昇を防ぐことができます。

家で食事をするときには、一度にすべてを食卓に並べるのではなく、2、3回に分けて出してもらうのがおすすめです。目の前にご飯があると、どうしても手が出てしまうからです。最初に酢の物やサラダ、大根おろしなどを出し、次に主菜。**ご飯と味噌汁は最後**にします。これならご飯の量が少なくても満足感があり、糖質の吸収も遅くなります。**晩酌は食事を終えてから始めるのがおすすめ**です。量が少なく、吸収も遅くなります。ぜひ試してみてください。

「カロリー制限」より「糖質ちょいオフ」

健康的なダイエットは、どっち？

ダイエットは、「カロリー制限派」と「糖質制限派」に分かれます。

カロリー制限派の理論は、消費するカロリーよりも摂取するカロリーが少なければ自然と痩せていくはずだという考えです。確かにごもっともですね。

しかし、**カロリー派には盲点があります。**

カロリーの多いたんぱく質や脂質を我慢する必要が生じるのです。これでは体力や免疫力が低下してしまいます。健康的なダイエットとはいえません。

その点、**糖質を減らすダイエットであれば、肉、魚、卵などを食べながら、スリム**

な体型を得ることができます。なぜなら、内蔵脂肪の原因となるのは糖質だからです。しかも、たんぱく質によってしっかりとした筋肉もつけられます。

「1カ月500グラムのダイエット」で体調は改善する

「1日の炭水化物を20グラムに抑える」というアトキンス・ダイエットが流行しましたが、**極端な糖質制限はおすすめできません。**元気で活動的な生活を維持するためには、ある程度の糖質は絶対に必要だからです。

私が考える1日の糖質の基準値は男性250グラム、女性200グラムです。これなら十分に実現可能です。もちろん、体格や職業によって適切な糖質量は異なります。基準値を目安に、自分が快適に感じる量を見つけてください。

また、ダイエットを目指すなら「1カ月に500グラム」を目標にするといいでしょう。**4カ月で2キロの減量をすれば、体調の改善を実感できる**はずです。

「糖質ちょいオフ」に成功すれば、体が少しずつ軽くなり、お酒を飲んだ翌日の疲労感も消えているはずです。

早食いは、肝臓の負担を大きくする

よく噛むことは、認知症防止にもつながる

早飲みが肝臓に負担をかけるのと同じように、早食いも肝臓の負担を大きくします。

早食いを改めるには、よく噛む習慣をつけることが有効です。

日本顎咬合学会によると、歯と骨の間には歯根膜というクッションがあって、1回噛むごとに3・5mlの血液をポンプのように脳に送るのだそうです。脳に新鮮な血液がいくと、思考が活性化し認知症予防にもつながります。

なるべくゆっくりと食べるように心がけてください。

早食いを解消し、認知症も抑えられる、一石二鳥の効果が期待できます。

私は**一度食べ物を口に入れたら、20〜30回噛む**ことを推奨しています。慣れないうちは面倒ですが、少しずつ習慣化するといいでしょう。

30回噛むためのコツは、**箸をいったん置く**ことです。そして、口の中に食べ物があるうちは箸を持たないようにします。よく噛むことによって、だ液の分泌がよくなって味もわかるようになります。食事を楽しむことは、人生の大きな喜びです。

一人飯は、早食い傾向アリ

早食いになるもうひとつの原因に、一人で食事をすることが挙げられます。一人で黙々と食べていると、あっという間に食事は終わってしまいます。**ランチは友人や同僚を誘って、のんびりと話をしながら食べるのがいい**ようです。

どうしても一人のときは、運ばれてきた食事に飛びつくのはやめましょう。大人らしく、ひと呼吸おいてからおもむろに箸を取る余裕を持ってください。

歯周病菌が肝臓を傷める!?

糖尿病と歯周病の深い関係

血糖値が上昇すると、すい臓からインスリンという物質が分泌され、血液中のブドウ糖を肝臓に取り込もうとします。

健康な人は、インスリンがよく効いてすぐに血糖値が下がりますが、インスリンの感受性が低い人は、いつまでも血糖値が高いままになってしまいます。この状態を**「インスリン抵抗性」**といいます。血糖値が高い状態が続くと糖尿病のリスクが高まり、さまざまな合併症を発症する可能性が出てきます。

近年の研究で**歯周病菌がインスリン抵抗性と関係が深い**ことがわかってきました。

その仕組みを解説しましょう。

歯周病になると歯茎から出血します。すると、**歯周病菌が切れた血管から入り込み、体中に回ります。体に入った歯周病菌がインスリンの働きを阻害し、血糖値を高く維持してしまう**のです。

東京医科歯科大学は2013年に、医科と歯科が連携して歯周病と糖尿病の関係を調べる実験を行ないました。

歯周病と糖尿病の両方を持つ患者を2つのグループに分け、片方には歯周病の治療だけ、もう一方には糖尿病の治療だけを行なったのです。すると6カ月後には、すべての患者の歯周病と糖尿病が改善したという結果が得られました。これは、明らかに歯周病と糖尿病に相関関係があることを示しています。

同様の実験は世界中で行なわれており、今では両者に深い関連があることが認められています。

歯周病菌の一部が腸に達し、肝臓へ

一方、**食べ物と一緒に取り込まれた歯周病菌が、直接、肝臓を傷める**という研究も報告されています。

口の中の細菌や歯周病菌は、酸性の強い胃液でほとんどが死滅しますが、一部は生き残って腸に達します。そして、さらにその一部が腸から吸収されて肝臓に運ばれるというのです。**歯周病菌は毒性の高い異物ですから、肝臓は盛んに解毒を試みます。**この過程で肝臓がダメージを受けてしまうのです。

歯周病によって歯が失われると、体力や筋力が著しく低下すると考えられています。厚生労働省と日本歯科医師会が1989年に始めた「8020運動」は、80歳で20本の歯を維持しようという取り組みで、高齢者医療に大きく貢献しました。

適切な歯磨きを実践して、歯周病を防ぐことが大切です。

口と肝臓はつながっている

口呼吸が肝臓に負担をかける

口と鼻は人間の体の中で、唯一、外界に開かれた器官です。

健康な人は、鼻で呼吸をしています。鼻の中には大きな粘膜があり、外界から入る細菌やゴミをブロックし、体温に温めた外気を肺に送っています。

鼻呼吸ができずに口で呼吸をしている人は、細菌が消化管に入りやすくなります。

また、冷たい空気が口の中を乾かします。口の中が乾くドライマウスは、口腔内に細菌が繁殖しやすい環境をつくり、抵抗力を下げる原因となります。

口呼吸になりやすい原因のひとつが、舌の位置です。

通常、舌は口蓋（口の上側）に貼りついています。舌と口蓋が離れると、口が半開きになり、口呼吸になりやすいのです。

口呼吸を自覚している人は、舌の位置を矯正《きょうせい》する必要があります。

だ液分泌を活性化させて、肝臓を守る

口腔ケアにおいて重要な役割を担うのが、だ液です。

だ液には、細菌の繁殖を抑える殺菌作用があります。空気中の病原菌の一部は、だ液によってブロックされているのです。その他、アミラーゼの消化作用、ものを飲み込みやすくする食塊形成作用、免疫作用など、だ液はさまざまな働きをしています。

このことから、だ液は透明な血液とも呼ばれています。

だ液が少ないと感じたときは、**だ液腺マッサージ**が有効です。**首のつけ根部分の顎骨の内側を軽く押す**と、だ液分泌が活性化します。

歯に付着する歯垢（プラーク）は、単なる食べ物のカスではありません。歯周病菌を含む細菌の塊です。**1ミリの歯垢には、10億もの細菌がこびりついている**のです。歯垢がつかないようにするには、正しいブラッシングが不可欠です。歯垢はポケットと呼ばれる、歯茎の隙間に溜まりやすいことがわかっています。正しいブラッシングで歯垢を除去しましょう。

歯科医師に聞くと、「ブラッシングは5分」といわれますが、なかなか実践が難しいのが現実です。おすすめは、お風呂での歯磨き習慣です。時間も自由が効きますし、服の汚れを気にする必要もありません。

しかし、**歯垢を完璧に落とすためには、ブラッシングだけでは不十分**といわれています。それには歯間ブラシやデンタルフロスを使うのが理想です。毎日は無理でも、月に1回くらいは徹底的に掃除をするといいでしょう。それができない人は**定期的に歯科医に入ってクリーニング**をしてもらってください。歯科医療の先進国、北欧では理髪店に行く感覚で、歯科医に行くといいます。健康な歯は身嗜みなのです。

ヨーグルトとオリーブオイルで腸内環境を整えておく

腸の環境が、肝臓の働きを決める

腸と肝臓は、「門脈」という太い血管によってダイレクトにつながっていて、深く関係しています。**腸が不調になると、肝臓に悪い影響が及びます。**

小腸の終わりから大腸にかけて、1000兆個もの腸内細菌が棲んでいます。腸内細菌は同じ種類の菌が集まって生息し、その様子が花畑に似ていることから「腸内フローラ」と呼ばれています。

腸内細菌は善玉菌、悪玉菌、日和見菌に分類できます。日和見菌は、善玉か悪玉か、優勢なほうに味方する性質を持っています。

すべて善玉菌のほうが環境によさそうですが、**善玉菌、悪玉菌、日和見菌の割合が2対1対7が理想**とされています。

腸内細菌は、食生活によって影響を受けます。**腸の掃除人である食物繊維が十分に摂れていれば環境は良好**ですが、バランスが崩れると悪化します。

また、ストレス、運動不足、不規則な生活などが悪玉菌を増やすこともわかっています。正しい食生活と生活習慣が大切です。

腸内環境が悪くなると腸内腐敗が進み、有害な物質が増えます。腸内に発生する有害な物質とは、アンモニア、フェノール、インドールなどです。

腸内に有害物質が溜まると、腸の蠕動運動が鈍ります。その結果、便秘や下痢が起こるのです。

有害物質の一部は体内に吸収され、肝臓に運ばれます。そして、肝臓で解毒作業を受けます。すんなりと解毒されればいいのですが、代謝産物や強い因子によって肝臓がダメージを受けることもあります。

それが肝炎の原因になると、アルコール代謝能力も低下してしまいます。

ビフィズス菌とオレイン酸が、腸と肝臓を助ける

善玉菌のほとんどは、ヨーグルトでおなじみのビフィズス菌です。**定期的にビフィズス菌を補う**ことは、腸内環境を保つうえで効果があります。

混同されがちですが、乳酸菌は体全体に棲んでいる善玉菌です。ビフィズス菌は乳酸を食べて増えるという関係にあります。乳酸菌の入った食品を摂ることは、間接的に善玉のビフィズス菌を増やすことになります。

オリーブオイルにも腸内環境をよくする効果があります。

オリーブオイルは**一価不飽和脂肪酸のオレイン酸**を多く含んでいます。オレイン酸は小腸で吸収されにくく、大腸まで届いて滑りをよくしてくれるのです。また、小腸でのアルコール吸収をゆっくりにする効果も期待できます。

お酒を飲む前に、オリーブオイルをスプーン1杯飲んでおくのもおすすめです。

自律神経がバランスを崩すとアルコール代謝酵素もスムーズに出ない

自律神経とは何か？

アルコールを代謝する酵素は、自律神経によって分泌が促されます。自分の意志で酵素の量を調整できれば便利ですが、そんなことはできませんよね。

消化液の分泌、腸の蠕動運動、体温の調整、心臓の拍動など、すべて自律神経が調整しています。自律神経の働きがバランスを崩すと、原因不明の体調不良が起こりやすくなります。

自律神経は、**交感神経**と**副交感神経**の2つが連携し合って成り立っています。

交感神経は活動的で興奮した場面で優勢になります。一生懸命に仕事をしたり、スポーツで力を出すときなどです。一方の副交感神経は、睡眠時やリラックスした場面で優勢になります。

ベッドに入って寝ようと思っても、交感神経が働くと目が冴えて眠れなくなってしまいます。逆に大切な会議中に副交感神経が優勢になると集中力を欠いてしまいます。健康的な生活を送るためには、交感神経と副交感神経がバランスよく連携を取ることが不可欠なのです。

自律神経を整える生活リズム

自律神経が不調になる一番の原因は、不規則な生活です。**自律神経を調整するセンサーは視神経の近くにセットされていて、日の出とともに起きて暗くなると休むようにできています。**したがって、夜遅くまで飲む日が続いたり、休みの日に昼まで寝ていたりすると調子が狂うのです。

人間本来の生活パターンに合った規則正しい生活をしていれば、アルコール代謝酵素もスムーズに分泌されるはずです。日ごろの体調管理に気をつけることが大切なのです。

質のいい睡眠で、肝臓を休ませる

自律神経を整える要

自律神経を正常に保つための要は、気持ちのいい睡眠です。ぐっすりと眠れた翌朝は体調もよく、午前中から仕事にもすんなり入れるでしょう。逆によく眠れないと食欲もわかず、仕事への意欲も減退します。

睡眠中は血圧も下がり、すべての臓器が休養に入ります。その間に英気を養って、次の日の活動に対して準備をするのです。先にもお伝えしたとおり、**深酒は、肝臓に休養を与えず、ずっと働かせることになります。**肝臓や心臓にもしっかりと休養を与えないと、肝心なときに頑張ってもらえません。

質のいい睡眠にするコツ

睡眠には、**レム睡眠**と**ノンレム睡眠**があります。レム睡眠は比較的浅い睡眠で、眼球がすばやく動いているのが特徴です。夢を見るのもレム睡眠中と考えられています。ノンレム睡眠は眼球の動きも停止する深い睡眠です。脳や臓器も仮死状態に近くなります。

ノンレム睡眠が長ければ長いほどいいような気がしますが、実は**90分ごとにレム睡眠とノンレム睡眠が訪れるパターンが理想**です。

理想のパターンを得るためには、入眠時に一気にノンレム睡眠に入ることだと考えられています。最初に深い眠りが得られれば、その後は自然にレム睡眠とノンレム睡眠が繰り返されるのです。

また、**ベッドに入る1時間前に38～40度のぬるめのお風呂に15分ほど入ると**、寝るときにちょうどいい体温になるといわれています。**アロマや軽い運動**がいいという説もあります。**安眠グッズ**もいろいろなものが販売されています。自分に合うものを探してください。

なお、**寝酒は最初に深い眠りが得られますが、その後、浅い眠りが長くなります。**何より、肝臓の休養を妨害します。都合よく考えずに、慎んでください。

「飲み過ぎ」に敏感になりすぎない

真面目な人ほど、ストレスにご用心

自律神経が不調になる最大の原因はストレスです。

ストレスが大きいと交感神経が常に優勢となり、不眠、高血圧をはじめ、さまざまな障害が表れます。もちろん、ホルモンや酵素の分泌にも影響を与えます。

とはいうものの、現代社会はストレスでいっぱいです。仕事の悩み、人間関係、金銭問題、養育、介護、環境汚染、災害など、数え上げればキリがありません。ストレスをゼロにして生きるのは無理なことです。

大切なのは、ストレスをやり過ごすテクニックです。

真面目な人ほどストレスをまともに受けやすいとよくいわれます。真面目な人は仕事では頼りになりますが、ちょっとチャランポランな人のほうがストレスとの付き合いは上手なのかもしれません。

何事も真剣に考え過ぎるのはよくありません。

純アルコール量の管理もユルく考えるぐらいがちょうどいい

飲んだ純アルコール量も、「あ、今週はあと20グラムしか飲めない！」「昨日は一晩で80グラムも飲んでしまった！」と神経質になってはいけません。

「いや〜、今週も許容量になっちゃった。少し控えめにしてみるか」くらいなユルい感覚で十分です。

本来、お酒にはストレスを軽減するいい効果があります。アプリとにらめっこをしてストレスが増えたのでは本末転倒です。

ストレスを減らすためには、趣味を持つことも有効です。

山歩き、旅行、カラオケ、楽器演奏など、何でもかまいません。「ゲームをしているときにリラックスできる」というなら、それもいいでしょう。趣味を共有できる友達がいれば最高です。

また、土いじりにリラックス効果があるといいます。手で土に触れるのがいいのでしょう。花が咲いたり、野菜を収穫したりするとうれしいものです。

肝機能をサポートする相棒は「筋肉」

筋肉もブドウ糖を取り込む

「肝臓は、血糖値コントロールにおいてキーマン的な働きをする臓器である」と説明をしてきました。そんな肝臓のサポートをする大切な相棒がいます。

それは、筋肉です。血液中に増えたブドウ糖は、インスリンの働きによって肝臓に取り込まれます。しかし、ブドウ糖が取り込まれる先は、肝臓だけではありません。

マラソンのように長く続く運動には、消費量に応じてエネルギー源であるブドウ糖が供給されます。供給元は肝臓に蓄えたグリコーゲンや脂肪組織です。いわゆる、運動で脂肪を燃やしている状態です。

しかし、筋肉にはとっさの動きを要求されることがあります。そんなときは、送られてくるエネルギーを待つ余裕などありません。筋肉の中に蓄えたエネルギーを使って急場をしのぎます。そのため、**筋肉中にもブドウ糖を取り込む機能が備わっているのです。大きくてしっかりとした筋肉は、エネルギーを蓄える容量も大きい**と考えられます。逆に貧弱な筋肉では、肝臓のサポート力も小さくなります。また、フレイル防止にも丈夫な筋肉は不可欠です。

おすすめは、朝晩の「スロースクワット」

筋トレをするなら、効率よく大きな筋肉を鍛えましょう。

私のおすすめは、スロースクワットです。大腿四頭筋、ハムストリング、大臀筋など、**大きな筋肉を丈夫にする効果**が期待できます。コツは、通常のスクワットより時間をかけてゆっくりと行なうことです。**朝晩5回ずつ**行なえば、すぐに効果が表れます。

「スロースクワット」のやり方

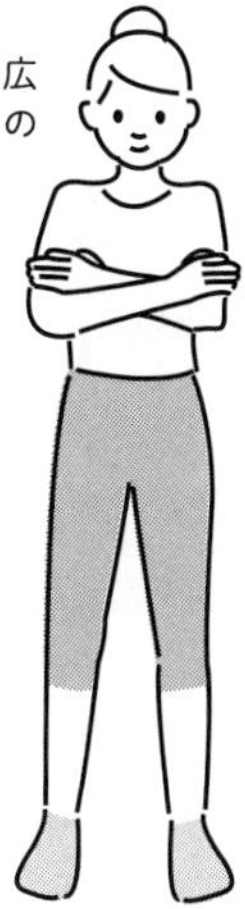

足を肩幅より少し広めに開き、腕を胸の前で交差します。

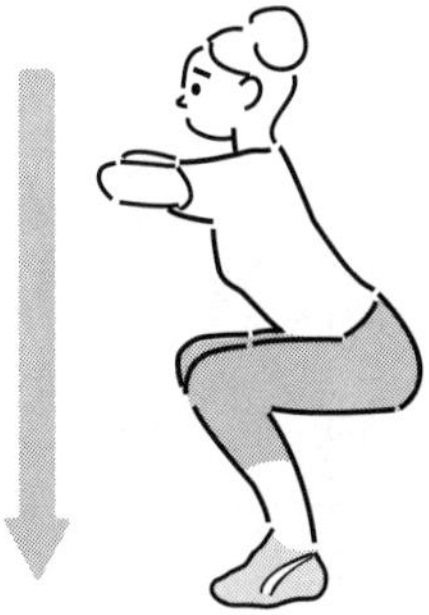

５秒ぐらいかけて、息を吸いながらゆっくりと膝を曲げます。膝がつま先の真上にくるまで曲げます。お尻を少しだけ後ろに突き出すようにすると、太ももに力が入ります。

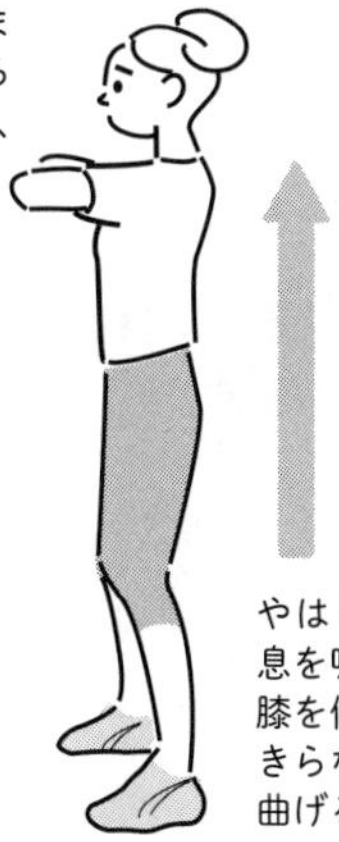

やはり５秒ぐらいかけて、息を吸いながらゆっくりと膝を伸ばします。膝が伸びきらない状態のまま、再び曲げる動作に入ります。

煙草を吸い続けるか？死ぬまでおいしくお酒を飲みたいか？

飲みながらの喫煙は、肝臓の負担倍増

煙草の健康への悪影響は、今さら述べるまでもありません。さまざまなメディアで、これでもかというほど報道されています。「さすがに煙草はやめました」という人も増えています。

もし、「死ぬまでおいしくお酒を飲みたい」と思っているのに、まだ煙草を吸っている人がいたら、強く禁煙をおすすめします。

煙草に含まれる有害物質にはニコチン、一酸化炭素、タール、シアン化合物などがあります。

ニコチンは主に肺から吸収されますが、口や胃の粘膜からも取り込まれます。ニコチンの吸収はきわめて早く、煙を吸ってから8秒で脳に達するといわれています。**吸収されたニコチンは、主に肝臓で代謝されます。お酒を飲みながら煙草を吸うと、肝臓への負担が倍増**されます。

せっかくの健康への努力も水の泡

ニコチンは、がんを誘発する他、血管収縮、血圧上昇、脈拍増加、血栓リスクなど、血管や心臓に悪影響を与えます。また、煙草への依存を招くのもニコチンだと考えられています。

一酸化炭素は血液中のヘモグロビンと結合しやすい物質です。一酸化炭素が入り込むと、ヘモグロビンによる酸素の運搬能力に障害が起き、体内が酸欠状態になります。その結果、**さまざまな臓器、器官が正常に働かなくなります。**

近年は、禁煙外来や各種プログラムなど、煙草をやめるための手段が豊富に提供されています。やめた人の話を聞くと、「意外に簡単だった。こんなことなら早くやめればよかった」といいます。

それでも、煙草を吸い続けるか？

それとも、死ぬまでおいしくお酒を飲みたいか？

そろそろ、重い腰を上げてみませんか？

第4章

悪い飲み方を続けると、65歳でガタがくる

脂肪肝から肝硬変になるまで30年 完治できるうちに、ぜひ治療を

「脂肪肝になっても自覚症状なし」という怖さ

第4章では、肝臓に関わる病気について考えていきます。コワい話も出てきますので、覚悟してください。

これまで適量のアルコールは健康にいい、と繰り返し説明してきました。では、適量を超えて飲み続けると、どうなるのでしょうか。

肝臓が休むことなくアルコールの代謝を続けると、脂肪が溜まり始め、アルコール性脂肪肝になります。

健康な肝臓の表面は滑らかで弾力がありますが、アルコール性脂肪肝は腫れ上がっ

てパンパンになります。肝臓の脂肪が30％を超えるためです。**脂肪肝になっても、はっきりとした自覚症状はありませんが、γ－GTPとASTの値が上昇を始めます。**

脂肪肝のうちに治療を

脂肪肝の段階で治療を始めれば、完治は容易です。**2週間程度の禁酒と高たんぱく、高ビタミンの食事**で、γ－GTPは下がっていきます。

治療をせずにさらに飲酒を続けると、有毒なアセトアルデヒドによって肝細胞が破壊され、炎症が顕著になります。この状態が「アルコール性肝炎」です。一般的に**アルコール性脂肪肝から肝炎に進行するのには、5年ほどかかる**といわれています。

アルコール性肝炎になると、全身の倦怠感が自覚されます。さらに黄疸、腹痛、発熱、吐き気などが現れるようになります。
アルコール性肝炎はかなりの重症に思えますが、まだ完治は可能です。肝細胞は再生する強い力を持っているのです。

肝炎になっても飲み続けた人の末路

肝炎になっても大量の飲酒を続けると肝細胞の壊死が進み、再生能力が限界に達します。そうすると、肝細胞が線維化を始めます。これが「アルコール性肝線維症」です。

そして、ついに**「肝硬変」**となります。柔らかく滑らかだった表面はスジ張ってゴツゴツと硬くなり、肝臓自体が萎縮して小さくなります。

肝硬変まで進行すると、肝機能の多くが失われ回復は望めません。ほとんど肝臓が機能しなくなると、**肝不全**と呼ばれます。

肝炎から肝がんまでの流れ

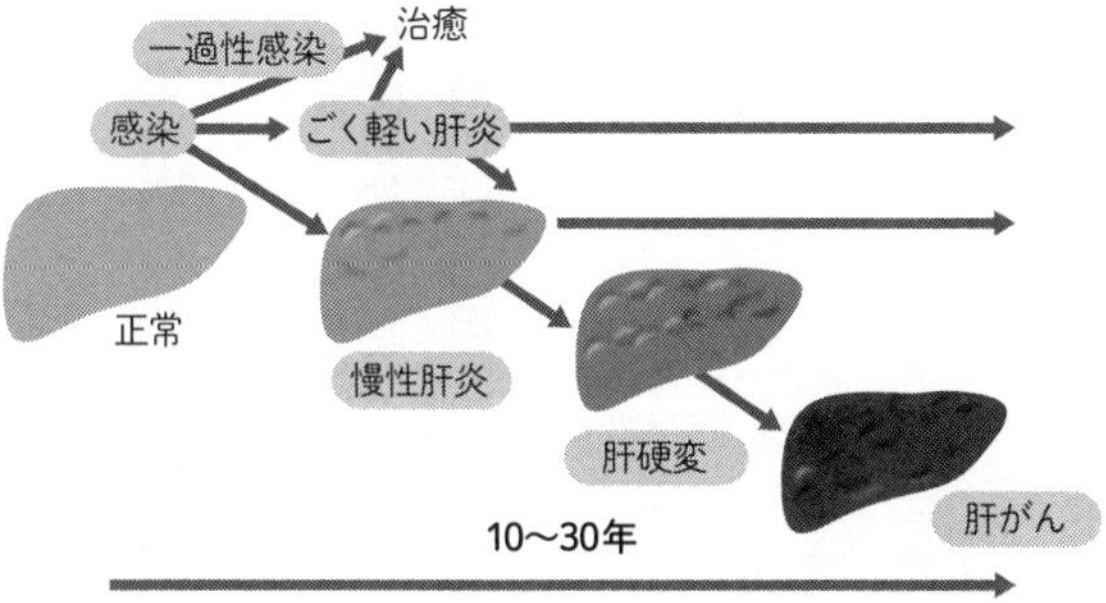

参考：肝炎情報センター

この状態になるには、10〜30年という長い時間が経過しています。**「あのとき治療しておけばよかった」と後悔をしても、もう手遅れ**です。

日本の場合は、肝硬変になる人の80％はウイルス性です。しかし、ウイルス性にアルコール性が加わる人も少なくありません。

なお、肝硬変から肝臓がんに進行する確率は、40％程度と考えられています。肝臓がんで死亡した人は約3万人（2014年）います。

肝硬変のリスクを招くお酒の量はどれくらい？

肝臓に悪影響を与えるアルコール摂取量の目安

肝炎や肝硬変になりたいなんて人は、誰一人としていないでしょう。

では、いったいどれくらいの量を飲み続けると、障害が発生するのでしょうか。

海外邦人医療基金が、ホームページで興味深い研究を紹介しています。

記事によると、1日に80グラムのアルコールを摂取しても、肝臓に障害が起こる可能性は低いそうです。ところが、**80～160グラムで肝硬変になるリスクが5倍、160グラムを超えると25倍に跳ね上がる**というのです。

体重60キロの人が1時間に代謝できるアルコール量は6グラムでしたね。もし、肝臓が24時間フル稼働したとすると、144グラムのアルコールを代謝できることになります。

人間が24時間に代謝できるアルコール量と肝硬変のリスクが跳ね上がる量には、関連がありそうです。

自動車のエンジンもフルパワーで回転を続ければ、いずれ焼け上がって壊れてしまいますね。肝臓も休みなく働き続ければ壊れてしまうのでしょう。

「毎日、日本酒8合」が肝硬変への道

1日160グラムのアルコール量を実際のお酒に換算すると、**日本酒8合、500ml の生ビール8杯、25度の焼酎5合、ワイン1本**となります。

さすがにすごい量ですね。この量を毎日、飲み続ければ肝臓が音を上げるのも当然

です。もはや、完全なアルコール依存症といえます。

アルコール依存症とは、「アルコールに対して身体的及び精神的に薬理学的依存性を獲得した状態」と説明されます。

お酒を飲む量をコントロールできなくなり、周囲に迷惑をかけます。こんなことにはなりたくありませんね。

酒飲みが「C型肝炎」にかかると、進行リスクが高い

「ウイルス性肝炎」とは何か？

肝炎には、アルコール性、非アルコール性以外にウイルス性があります。ウイルスはA型、B型、C型、D型、E型の5種類があり、日本人の90％はA～C型です。

A型肝炎は、生水や生魚から感染する特徴があり、衛生状態のよくない国に旅行をしてかかるケースが多くなっています。2～6週間の潜伏期間を経て、発熱、嘔吐、腹痛などを発症します。安静にしていると黄疸が現れ、その後、回復します。

B型肝炎は、性交渉、輸血、血液製剤、医療器具、薬物乱用などによって感染します。入れ墨、アートメイク、ピアスの穴あけ、鍼治療も感染の一因です。他人の血液

や体液に直接触れないよう気をつけることで予防できます。

感染に気づきにくく、進行が遅いから厄介

日本人に一番多いのはC型肝炎で、150万～200万人いると推定されています。なぜ「推定」かというと、**C型肝炎の症状は軽い風邪に似ている**ため、半数以上の人が感染に気がついていないからです。

発症すると80%が慢性化し、自覚症状がないまま肝硬変や肝臓がんに進行してしまいます。**お酒を多く飲む人は進行するリスクが高くなります。**ある意味、とても恐ろしい病気です。

C型肝炎は、**感染経路が特定しにくい**という特徴もあります。性行為、鍼治療、母子感染、輸血、人工透析、医療現場の事故などの可能性があります。

C型肝炎は、進行がとても遅い病気です。

軽度（F1）から中度（F2）へ進むのに約10年、そこから重度（F3）へは約7年。肝硬変になるまで、さらに約7年かかります。体調に異変を感じたら、検診を受けることをおすすめします。

2014年からは、副作用が強いインターフェロンを使わない、経口治療薬によって、**ほぼ100％完治が可能**となっています。

肝臓の病気「糖尿病」予備軍になったらすべきこと

一度「糖尿病」にかかると、健常になるのは難しい

糖尿病はどこの病気ですか？

そう質問をすると、多くの方は答えに困ります。ある程度、知識がある人は、「すい臓」と答えますが、正解は意外にも「肝臓」です。

食事をすると、誰でも血糖値が上がります。健康な人は、すぐにすい臓からインスリンが分泌され、血液中の糖質を肝臓などに取り込みます。そして、食事から2時間後には、きれいに元の血糖値に戻ります。

ところが、普段から血糖値が高めの人はインスリンの効きが悪く、なかなか血糖値が下がりません。そのため、食後2時間が経過しても血糖値が高いまま維持されてしまうのです。

これを繰り返していると、いつか基準値を超えて糖尿病と診断されます。

一度、糖尿病になると健常に戻るのは難しくなります。**合併症にならないようにするには、生活習慣の改善と治療に取り組むしかありません。**

予備軍に入った時点で、早めに生活習慣改善が吉

C型肝炎と同様に、**糖尿病の基準値を超えるには10年、20年という時間がかかります。**「ある日、突然、糖尿病になった」ということはないのです。

将来、糖尿病になる可能性のある人を「予備軍」と呼びます。血糖値が高めになっ

正常者と糖尿病患者の血糖値比較

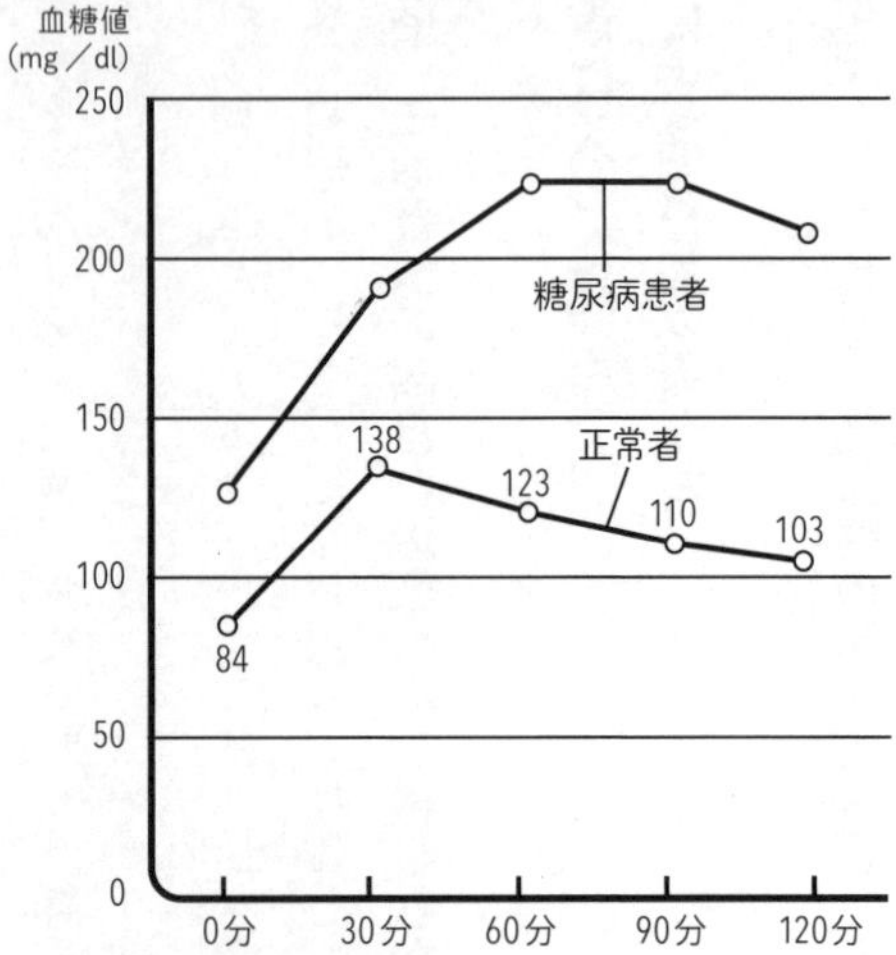

参考:『糖尿病の血糖値をぐんぐん下げる200%の基本ワザ』
板倉弘重(日東書院)

糖尿病の診断基準

	空腹時血糖値(mg/dl)
健康(正常値)	70~110未満
境界型か糖尿病	110~126未満
糖尿病	126以上

参考:『糖尿病専門医にまかせなさい』牧田善二(文春文庫)

て**予備軍に入ったら、早めに生活習慣を改める意識を持つことが肝心**です。

糖尿病は肝臓の病気ですから、当然、肝機能が低下します。

「血糖値が高い」「糖尿病を宣告された」という人はお酒の量にも気をつけなくてはいけません。

血糖値も高いまま、お酒の量も多いままでは、肝臓が疲れ切ってしまいます。肝臓が元気になるまで、優しくしてあげてください。

糖尿病で怖いのは「合併症」

知らない間に、毛細血管がズタズタになる

血糖値が高くなっても、なかなか生活習慣改善に取り組めないのは、自覚症状がないためです。お腹が痛くなったり熱が出たりすれば治療を始めるでしょうが、何もないために放置されてしまうのです。

血糖値が高くなると、血液の粘性が上がり、ドロドロになります。ドロドロの血液は血管を傷つけ、動脈硬化の原因となります。

高血糖の影響は、細い血管ほど受けやすいため、毛細血管が切れたり詰まったりし

ます。本人が気づかないうちに、毛細血管の断裂と再生が繰り返されているのです。
したがって、糖尿病の合併症は、毛細血管が張り巡らされた器官や臓器で起こります。

三大合併症に要注意

三大合併症は、次のとおりです。

①糖尿病網膜症

網膜の毛細血管が断裂と再生を繰り返すうちに小さなコブができ、それが破裂して突然大出血を起こします。自覚症状がない状態から、失明に陥ります。

②糖尿病腎症

腎臓で血液の濾過作業を行なっている糸球体には、毛細血管が文字どおり毛糸玉のように集まっています。糸球体が機能しなくなると、血液中の老廃物を尿として排出できなくなります。最悪の場合、人工透析が必要となります。

③糖尿病神経症

末端の神経が働かなくなり、皮膚の潰瘍、感覚麻痺、壊疽《えそ》などが起こります。感覚麻痺がひどくなると、火の中に手を入れても何も感じなくなります。

健康診断では発見できない「血糖値スパイク」が糖尿病を引き起こす

血糖値が正常でも、安心できない!?

血圧と違って、血糖値は自宅で定期的に測ることはできません。したがって、年に一度の健康診断が血糖値測定の拠り所となります。

健康診断で測る血糖値は、空腹時血糖値です。「朝ご飯は食べないでくださいね」といわれるのは、そのためです。**空腹時血糖値が110mg/dl未満であれば、正常という診断になります。**

糖尿病になるには、予備軍を経て10年以上かかるわけですから、当面は安心といえます。

食事と血糖値の関係（イメージ）

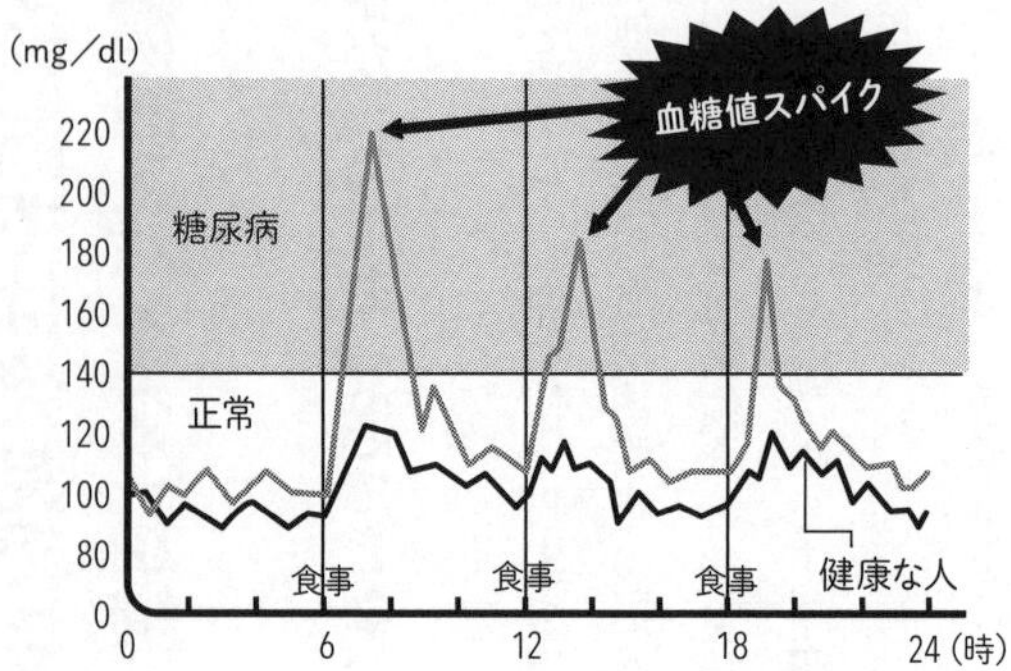

参考：ほっとホスピタル

ところが、100%安心とはいえなくなりました。**空腹時血糖値が正常でも脳梗塞や心筋梗塞を発症する事例が報告された**のです。

調べてみると、**食後に限って急激に血糖値が上がる現象**が確認できました。スパイク状に上昇、下降することから、「血糖値スパイク」と呼ばれています。

「瞬間的に高くなっても、2時間後には正常に戻ればいいじゃないか」と考えたくなりますが、そうはいきません。

短時間だけ糖分の高い液体に細胞を浸ける実験をしたところ、細胞が壊れやすいことがわかったのです。

「血糖値スパイク」になりやすい人の特徴

血糖値スパイクは、きわめて発見が難しいといえます。

ただ、**早食い、ドカ食いの人に多い**と考えられています。ご飯から手をつけず、ゆっくりと噛んで食べることが有効な防御策です。

また、**朝食を食べない人**に、「血糖値スパイク」が多いことがわかっています。前日の夕食から次の日の昼食まで、長時間の絶食をすることが糖質の吸収を早くするのです。**朝食を食べないと、脂肪肝になりやすい**こともわかっています。1日3食をバランスよく食べるのが一番です。

明らかになった「酔い」と「認知症」の関係

血中アルコールが、脳を麻痺させる

体内に取り込まれたアルコールは肝臓で代謝されるまで、血液に乗って体を循環します。そのときに脳の神経を麻痺させます。

お酒を飲んで気持ちが大きくなったり、性格が明るくなったりするのはそのためです。いわゆる、お酒の酔いが回ってきた「爽快期」の状態です。

爽快期を過ぎて「ほろ酔い期」に入ると、目、耳、舌が麻痺をして、反射神経が鈍くなります。人の声が聞こえづらくて大声を出したり、呂律《ろれつ》が回らなくなるといった症状が出ます。何度も同じ話を繰り返す人もいますね。ひどい場合は、その日のことを覚えていないという短期の記憶喪失も発生します。

こうした脳神経の麻痺は一時的なもので、酔いが覚めてしまえば元どおりに戻っています。つまり、**一過的な障害**と考えられます。

「心配は不要」といいたいところですが、**何度も繰り返していると影響が残る可能性**があります。

脳の萎縮に影響を与えるお酒の量の限界値

脳ドックで実績のある千葉市の日下医院の日下忠医院長が「飲酒と脳の萎縮に関するデータ」を公表しています。

それによると、非飲酒者と1日2合以下の飲酒者では脳の萎縮率が27%と24%とほとんど差がないのに対し、**1日2合以上飲む人**は36%と違いが現れました。さらに36

％のうちの10％は中等度萎縮と診断されていました。

また、アルコール依存症について詳しい久里浜医療センターの松下幸生医師は、「ビールと認知症の関係」についての実験結果を発表しています。

松下先生の研究によると、350mlの缶ビールを1〜6本飲む人は認知症になる確率が最も低く、**缶ビール7本以上**になると急にリスクが高まるそうです。明らかなJカーブ効果ですね。

6本の缶ビールというと約2リットルになります。ビール党には心強いデータといえます。きっとホップが脳にいい影響を与えているのでしょう。

同じく松下先生は、**過去5年間以上のアルコール乱用、または大量飲酒の経験がある高齢男性**は、認知症の危険率が4・6倍、うつ病の危険率が3・7倍というデータを紹介しています。飲み過ぎは禁物です。

なぜインド人には認知症が少ないのか？

アルツハイマー型認知症の最大の原因が、脳の神経細胞に増える「アミロイドβ」という悪いたんぱく質であることが明らかになりました。

アミロイドβは、高血糖、高血圧、運動不足、睡眠不足などで増加します。これは生活習慣の改善で防ぐことができます。

インド人の認知症がアメリカ人の4分の1というおもしろいデータがあります。インド人がよく食べるカレーに含まれる**ターメリック**が認知症予防に効果があると考えられています。

ビールを飲みながら、カレー味の料理を食べるのが認知症予防につながるかもしれません。

ぽっこりお腹が引き起こす、カラダに対する数々の悪事

唯一はっきり見える生活習慣病のサイン

血糖値も血圧も自覚症状がないままに進行する病気です。その点、唯一はっきり見える生活習慣病のサインが「肥満」です。

糖質の摂り過ぎによって増えた中性脂肪は、内臓脂肪となってお腹のまわりについていきます。**「最近、お腹が出てきたな」と自覚したら、すでに脂肪肝、高血糖になっている可能性が高い**といえます。

厚生労働省はメタボリックシンドロームの基準として、男性で腹囲が85センチ以上、女性で90センチ以上と定めています。女性は内臓脂肪よりも皮下脂肪がつきやすいた

め、悪玉である内臓脂肪の基準が甘くなっているのです。

腹囲が基準を上回ったうえで、高血糖、高血圧、脂質異常のうち2つ以上が基準値をオーバーしていれば、メタボと診断されます。メタボになると、脳梗塞などの血管病の発作が起こるリスクがぐんと高くなります。

内臓脂肪が、いろいろな邪魔をする

内臓脂肪は、見た目が悪いだけではありません。

増えすぎた中性脂肪は「レプチン」という**満腹ホルモンの働きを阻害する**ことがわかっています。レプチンが働かないと、なかなか満腹感を感じないため、つい食べ過ぎてしまうのです。太めの人ほどたくさん食べる傾向にあるのは、そのためです。

また、内臓脂肪は**インスリンの働きを邪魔して、血糖値を上げる**ことがわかっています。

その他にも、**悪玉コレステロールを酸化させて、さらに凶悪な超悪玉コレステロールをつくる**など、生活習慣病のリスクを深刻化します。

「お腹が出てきたな」と思ったら、食生活の改善に加えて軽い運動習慣を身につけるのが効果的です。それには手軽に始められる**ウォーキングなどがおすすめ**です。

おわりに

２０１９年９月、厚生労働省は全国の１００歳以上の高齢者が７万１２３８人になったと発表しました。２０１８年から１４５３人増えて、初めて７万人を突破しました。ちなみに75歳以上の人は１６００万人以上います。

これは医療関係の技術進歩、健康管理を啓蒙する広報活動の賜物といっていいでしょう。とてもすばらしいことです。

しかし、喜んでばかりはいられません。

１６００万人以上いる75歳超のなかには、元気に活動している人もいれば、介護生活を余儀なくされている人もいます。２００９年のデータによると、75歳以上で要介護、要支援の認定を受けている人は29・4%にも上るのです。

かつては、みんなが同じように歳を取っていきましたが、今は個人個人の健康状態に大きな差が開いているのが実情です。「長生きはしたいけど、介護は勘弁」とは、誰もが抱く願いでしょう。「子どもたちに迷惑をかけたくない」という言葉もよく聞きます。

超高齢社会だからこそ、高齢者の健康が大きな課題といえます。

長野県佐久市にある「ぴんころ地蔵尊」をご存じでしょうか。

「健康で長生きし、寝込まずに大往生する」という願いを「ぴんぴん、ころり」というユーモラスな合言葉に代えて命名されました。欧州産の御影石からつくられたお地蔵さんはふくよかな笑みをたたえ、多くの観光客を迎えています。

よく考えてみると、「人生最後の日まで、おいしくお酒を飲む」は、「ぴんころ」の願いそのものですね。

本書を読んだ人は、「人生最後の日まで、おいしくお酒を飲む」という目標が、「私にも実現できそうだ」、と身近に感じたことと思います。

お酒の適量を守り、糖質控えめの食事を実践すれば、肝臓は元気に働き続けてくれるはずです。

それなりの年齢になれば、節度を守る飲み方もできるでしょう。白いご飯をもりもり食べなくても満足できるはずです。

無謀なことをしてお酒が飲めなくなるくらいなら、大人らしくわきまえて、細く長くお酒と付き合いたいものです。

そして、「肝臓よ、私より長生きして！」と祈りましょう！

2020年6月

栗原　毅

〈著者プロフィール〉
栗原　毅（Takeshi Kurihara）
1951年新潟県生まれ。前東京女子医科大学教授・前慶應義塾大学大学院教授。現在、栗原クリニック東京・日本橋院長。肝臓の専門医として日本の第一人者。脂肪肝の改善こそがメタボリックシンドロームの予防・改善に役立つと提唱。治療だけでなく予防医療にも力を入れている。血液サラサラの提唱者の一人でもある。『脂肪肝はちょっとしたコツでラクラク解消』はじめ、著書多数。NHK「あさイチ」など、コメンテーターとしてテレビ出演も多い。

酒好き肝臓専門医が教える
カラダにいい飲み方

2020年 7月23日　　初版発行
2023年11月14日　　4刷発行

著　者　栗原　毅
発行者　太田　宏
発行所　フォレスト出版株式会社
〒162-0824 東京都新宿区揚場町2-18　白宝ビル7F
電話　03-5229-5750（営業）
03-5229-5757（編集）
URL　http://www.forestpub.co.jp

印刷・製本　中央精版印刷株式会社

ISBN978-4-86680-808-6　Printed in Japan

酒好き肝臓専門医が教える
カラダにいい飲み方

読者の方に無料
特別プレゼント

酒好きがγ-GTP以外に
要チェックすべき3つの数値とは?

(PDF ファイル)

著者・栗原毅さんより

健康診断の結果で、γ-GTP や AST は多くの人がチェックするでしょう。しかし、酒好き人間なら、他にも絶対にチェックしておきたい3つの数値があります。その3つの数値と理想的な基準値を解説した未公開原稿をご用意しました。本書とともに、あなたの健康的なお酒生活にご活用ください。

特別プレゼントはこちらから無料ダウンロードできます↓

http://2545.jp/osake/

※特別プレゼントは Web 上で公開するものであり、小冊子・DVD などをお送りするものではありません。

※上記無料プレゼントのご提供は予告なく終了となる場合がございます。あらかじめご了承ください。

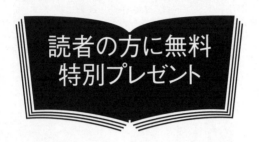